Dr. med. Elke Ruchalla

Schnelle Hilfe
für Ihr Kind

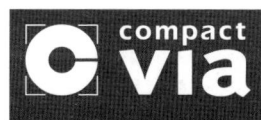

Über die Autorin:

Dr. med. Elke Ruchalla ist Diplom-Biologin und Medizinerin. Nach mehr als zehn Jahren klinischer Tätigkeit in den Bereichen Innere Medizin sowie Anästhesie/Intensivmedizin im Operationssaal, auf der Intensivstation und in der Notfallmedizin (Fachärztin seit 1995) ist sie seit 1999 selbstständig als freiberufliche Autorin, Übersetzerin und Lektorin für medizinische Sach- und Fachtexte tätig. Weiter Informationen über die Autorin finden Sie auf ihrer Website www.medizin-recherchen.de.

compact via ist ein Imprint der Compact Verlag GmbH

© Compact Verlag GmbH
Baierbrunner Straße 27, 81379 München
Ausgabe 2013

Text: Dr. med. Elke Ruchalla
Chefredaktion: Dr. Matthias Feldbaum
Redaktion: Lea Schmid
Produktion: Johannes Buchmann
Abbildungen: siehe Bildnachweis S. 96
Titelabbildungen: mauritius images (u.), fotolia.com/somenski (o. li., o. M., o. re.)
Gestaltung: h3a GmbH, München
Umschlaggestaltung: h3a GmbH, München

ISBN 978-3-8174-8965-7
381748965/1

www.compactverlag.de

Inhalt

Vorwort

Unfälle und Notfälle sind bei Kleinkindern keine Seltenheit. Dabei treten sie in dieser Altersgruppe am häufigsten in den eigenen vier Wänden auf: Zwei Drittel der Kinder bis etwa zum sechsten Lebensjahr verletzen sich zu Hause, nur sieben von 100 im Straßenverkehr. Erst etwa ab dem Schulalter nehmen Verkehrsunfälle mit Kindern zu. Auch wenn die meisten Notfälle letztlich glimpflich ausgehen, sollten Sie doch wissen, was Sie in solchen Situationen zu tun - und zu lassen - haben.

In diesem Buch werden die Basismaßnahmen zur Wiederbelebung wie Freimachen der Atemwege, Beatmen und Herzdruckmassage erläutert, aber auch weniger dramatische Notfälle wie ein gebrochener Knochen, Fieber oder Bauchschmerzen. Die beschriebenen Maßnahmen entsprechen dabei dem aktuellsten verfügbaren Stand (November 2012) der Notfallmedizin.

Sie sollten allerdings nicht erst bei einem tatsächlichen Notfall in dieses Buch schauen, sondern es sich einmal in Ruhe durchlesen und für Sie möglicherweise besonders wichtige Stellen markieren, herausschreiben oder mit Ihrem Kind durchspielen, wenn das machbar ist. Außerdem ist der Besuch eines Erste-Hilfe-Kurses äußerst ratsam, denn nur dort können Sie die Techniken wirklich üben und werden von Fachleuten angeleitet und korrigiert, wenn Sie Fehler machen. Sie lernen dort auch, Ihre „Hemmschwelle" abzubauen, die so oft Menschen in Notfallsituationen nicht helfen lässt aus Angst, etwas falsch zu machen. Falls Sie bereits einen Erste-Hilfe-Kurs gemacht haben: Frischen Sie die Kenntnisse regelmäßig auf. Und wenn es ihn in Ihrer Nähe gibt: Ein Kurs, der sich auf Notfälle bei Kindern konzentriert, ist besonders zu empfehlen.

Ein Wort zum Schluss: Eine gut ausgestattete Hausapotheke sollte in jedem Haushalt vorhanden sein - auf alle Fälle aber in einem Haushalt mit Kindern. Tipps für die Grundausstattung finden Sie in diesem Buch; bei Fragen zu speziellen Inhalten - etwa bei chronisch kranken Kindern - berät Sie Ihr Kinderarzt oder Ihre Apotheke.

Dr. med. Elke Ruchalla

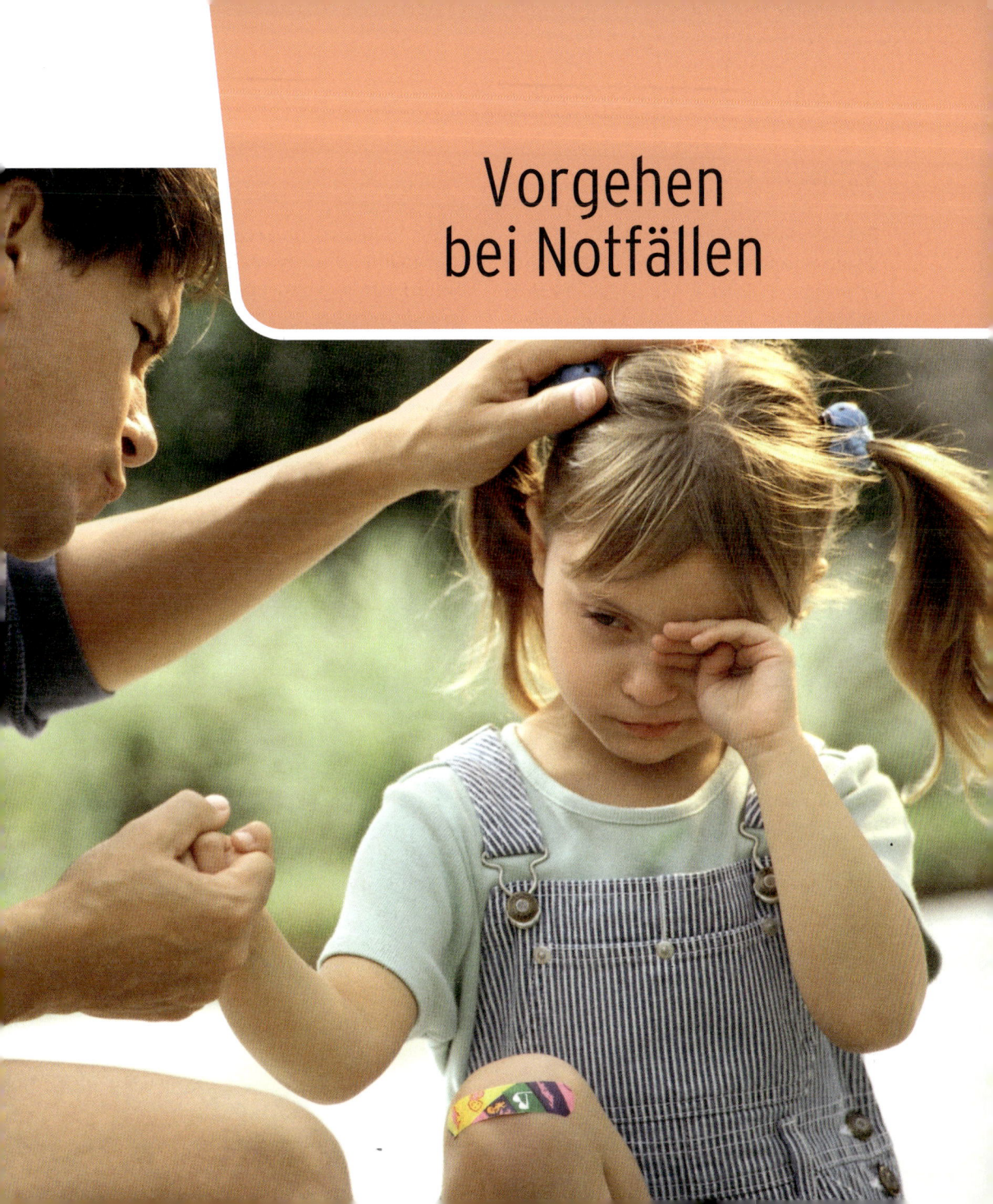

Vorgehen bei Notfällen

Verhalten im Notfall

Für Kleinkinder ist es normal, dass sie ihre Umgebung erforschen wollen, und interessant sind v. a. Dinge, die sie nicht kennen. Verbote schützen selten – sie machen eher noch neugieriger. Und deshalb können Sie oft gar nicht so schnell schauen, wie es passiert: Ihr Kind möchte in der Küche helfen und zieht einen Topf mit kochendem Wasser vom Herd, will beim Spazierengehen mit dem vermeintlich freundlichen Hund spielen und wird gebissen usw. Ein Unfall kann immer und überall passieren, Sie können bei allen Vorsichtsmaßnahmen und trotz einer „kindersicheren" Umgebung nie hundertprozentig ausschließen, dass Ihr Kind sich verletzt. Und nun wollen

INFO

Keine Angst vorm Helfen

Grundsätzlich gilt: Jede Hilfe ist gute Hilfe! Machen Sie sich keine Sorgen, ob Sie Schaden anrichten – der Schaden, der durch Nichtstun entstehen kann, ist wesentlich größer. Optimal ist es, wenn Sie einen Erste-Hilfe-Kurs besucht haben und diese erworbenen Kenntnisse in regelmäßigen Abständen auffrischen.

Sie ihm natürlich helfen – aber was können Sie tun?

Viele Notfälle, an denen Kleinkinder beteiligt sind, ereignen sich im häuslichen Umfeld, Verkehrsunfälle sind in diesem Alter ungleich seltener. Ihr richtiges Handeln unmittelbar nach dem Ereignis kann Leben retten, aber auch „nur" – weniger dramatisch – Folgeschäden verhindern oder gering halten. Sie finden im Folgenden zunächst einige allgemeine Hinweise zum Verhalten in einem Notfall, die Beschreibung von Untersuchungsmaßnahmen und Erläuterung lebensrettender Sofortmaßnahmen folgen im nächsten Kapitel.

Oft ist eine Notfallsituation nicht so dramatisch, wie sie aussieht. Es kann für Sie als Eltern jedoch schwer einzuschätzen sein, ob Sie Ihr Kind selbst behandeln können, den Kinderarzt aufsuchen oder besser gleich den Rettungsdienst verständigen sollen. Oft gibt es hier auch kein eindeutiges Richtig oder Falsch. Im Zweifelsfall gilt: besser einmal zu viel handeln als einmal zu wenig. Haben Sie keine Angst, den Rettungsdienst anzurufen, weil Sie fürchten, für einen „Fehleinsatz" möglicherweise die Kosten tragen zu müssen: Es gibt keinen Fehleinsatz, auch wenn der Notfall beim

Eintreffen des Rettungsdienstes schon nicht mehr besteht. Und auch dann ist häufig eine Untersuchung in der Klinik sinnvoll, um ernsthafte Schäden sicher auszuschließen – und vermutlich auch zu Ihrer Beruhigung.

Ein Beispiel: Ihr Kind hat einen Fremdkörper eingeatmet und Anzeichen einer Erstickung gezeigt – Sie rufen den Rettungsdienst. Als der eintrifft, hat Ihr Kind den Fremdkörper schon wieder ausgehustet und atmet problemlos: Ihnen entstehen dadurch keine Kosten. Und die Kosten, die bei einem evtl. notwendigen Transport in die Klinik anfallen, übernehmen die Krankenkassen.

Erst Überblick verschaffen – dann handeln

Als oberstes Prinzip gilt: Behalten Sie die Ruhe und verschaffen Sie sich als Erstes einen Überblick, was tatsächlich passiert ist. Das ist mit Sicherheit leichter geschrieben als getan, v. a. wenn es sich um das eigene Kind handelt – Sie schaffen aber so die Grundlage für eine wirksame Hilfe. Ganz praktisch, auch wenn es trivial klingen mag: Holen Sie erst einmal tief Luft, atmen Sie langsam wieder aus. Dann kann es weitergehen. Sie müssen in jedem Fall zuerst an Ihren eigenen Schutz denken, falls auch für

Sie eine Gefahr bestehen könnte, z. B. bei Elektrounfällen (s. S. 60). Wenn Sie sich ebenfalls verletzen, nützt es Ihrem Kind nichts und verzögert eine effektive Hilfe. Einige Anhaltspunkte:

○ Verschaffen Sie sich einen Überblick und entfernen Sie ggf. das Kind aus einer akuten Gefahrensituation, z. B. von einem offenen Feuer.
○ Bei Verkehrsunfällen gilt das Gleiche wie ohne Beteiligung von Kindern: Unfallstelle absichern, 112 rufen.
○ Verhindern Sie mögliche weitere Unfälle, z. B. indem Sie Elektrosicherungen abschalten.
○ Untersuchen Sie das Kind auf Verletzungen. Kontrollieren Sie, ob es Luft bekommt, atmet und ob das Herz schlägt (s. S. 10 ff.).

TIPP

Keine Angst vorm Notruf
Haben Sie keine Hemmungen, im Zweifelsfall den Notruf zu alarmieren – lieber zehnmal zu oft als einmal zu selten.
Sichere Notfallzeichen, bei denen Sie auf jeden Fall die 112 wählen sollten, sind Atemprobleme sowie eine starke Blässe oder Blaufärbung der Haut.

TIPP

Nüchtern lassen

Je nach Art des Notfalls kann es sein, dass Ihr Kind operiert werden muss und dafür eine Narkose benötigt. Geben Sie ihm deshalb nichts zu essen und allenfalls einen kleinen Schluck zu trinken. Wenn es weiter über Durst klagt, können Sie ihm die Lippen mit etwas Wasser anfeuchten oder einen kleinen Eiswürfel zum Lutschen geben.

Oft können Sie einem verletzten Kind schon helfen, wenn Sie es beruhigen, mit ihm reden und es trösten. Häufig ist auch für das Kind der Schrecken schlimmer als eine tatsächliche Verletzung. Hier kann schon helfen, es z. B. mit einem Spielzeug abzulenken. Lassen Sie das Kind, wenn möglich, nicht allein oder versichern Sie ihm, dass Sie zu ihm zurückkommen werden, wenn Sie z. B. den Notruf verständigt haben. Bringen Sie das Kind nicht mit dem eigenen Auto in die Klinik – warten Sie auf den Rettungsdienst.

Bei Atmungs- und/oder Herzstillstand müssen Sie Sofortmaßnahmen einleiten (Atemwege frei machen, Beatmen, Herzdruckmassage, s. S. 10 ff.). Wenn

Atmung und Kreislauf vorhanden sind, bringen Sie ein bewusstloses Kind in die stabile Seitenlage (s. S. 19 ff.). Danach alarmieren Sie den Notruf.

Wer hilft?

In Notfällen ist die richtige Notrufnummer immer die 112 ohne Vorwahl, im Festnetz und in allen Mobilfunknetzen – nicht die Polizei, nicht der kassenärztliche Notfalldienst (oft fälschlich als „Notarzt" bezeichnet) und nicht der Kinderarzt. Die Rettungsleitstelle, die Sie unter der 112 erreichen, entscheidet nach Ihren Angaben, welches Einsatzfahrzeug sie zu Ihnen schickt. Meistens wird das ein Rettungswagen (RTW) sein, bei lebensbedrohlichen Notfällen kommt zusätzlich oder gemeinsam mit dem RTW der Notarzt.

Notruf – aber richtig

Normalerweise wird der Disponent der Rettungsleitstelle, ein ausgebildeter

INFO

Keine Angst vor der Rechnung

Der Notruf 112 ist kostenfrei, auch im Mobilfunknetz. Allerdings brauchen Sie beim Handy seit 2009 eine betriebsfähige SIM-Karte.

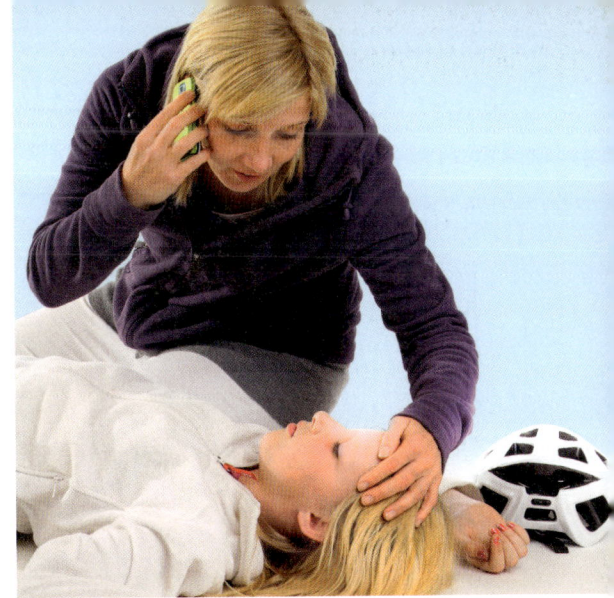

Rettungssanitäter oder Rettungsassistent, von sich aus nach den wichtigen Informationen fragen. Warten Sie auf die Fragen und versuchen Sie nicht, möglichst viel möglichst schnell zu übermitteln, auch wenn das in der Aufregung natürlich verständlich ist. Es ist aber trotzdem gut, wenn Sie sich schon vorher auf die Fragen einstellen, sodass im Ernstfall in der Aufregung nicht wertvolle Zeit verloren geht. Es gilt das 5-W-Prinzip: „Wo", „Was", „Wie viele", „Welche", „Warten".

Wo: Geben Sie an, wo der Notfall passiert ist. Bei häuslichen Unfällen sind das Ihr Name bzw. der Name am Klingelschild, Straße mit ggf. Stadtteil, Hausnummer und Stockwerk. Beschreiben Sie ggf. auch Besonderheiten bei der Anfahrt, ob es sich um ein Eckhaus handelt mit Zugang von einer Seitenstraße, ob der Zugang über einen Hinterhof erfolgt etc. Wenn möglich, bitten Sie eine Person, auf der Straße zu warten und den Rettungsdienst einzuweisen.

Bei Verkehrsunfällen nennen Sie den genauen Unfallort, Fahrtrichtung und Kilometerposition. Wenn Sie eine Notrufsäule verwenden, werden diese Daten normalerweise automatisch übermittelt.

Geben Sie eine Rückrufnummer an, falls es Probleme gibt, Ihren Standort zu finden.

Was: Beschreiben Sie, was genau passiert ist, z. B. Kind hat sich verbrüht, ist von einem Hund gebissen worden, ist gestürzt.

Wie viele: Wie viele Personen sind betroffen? Das wird bei den Notfällen, um die es hier geht, häufig nur eine Person sein, bei Verkehrsunfällen etwa ist dieser Punkt aber von Bedeutung. Bei Kindern gilt dazu noch „wie viele Jahre" – d. h., geben Sie das Alter des Kindes an.

Welche Verletzungen/Symptome liegen vor: Beschreiben Sie Ihre Beobachtungen von Art und Ausmaß der Verletzungen bzw. Symptome wie Fieber, Erbrechen o. Ä. Also etwa „bewusstloses Kind", „Kind hat 40 °C Fieber", „Kind hat eine Hand verbrüht".

Warten: Legen Sie nicht auf, auch wenn Sie meinen, alles Notwendige berichtet zu haben. Warten Sie, bis der Disponent der Leitstelle von sich aus den Notruf

beendet, wenn er keine offenen Fragen mehr an Sie hat.

Wenn schließlich der Rettungsdienst kommt und entscheidet, dass das Kind in die Klinik sollte: Nehmen Sie seinen Impfpass und das gelbe Vorsorgeuntersuchungsheft mit – das hilft den aufnehmenden Ärzten, die medizinische Vorgeschichte des Kindes zu beurteilen.

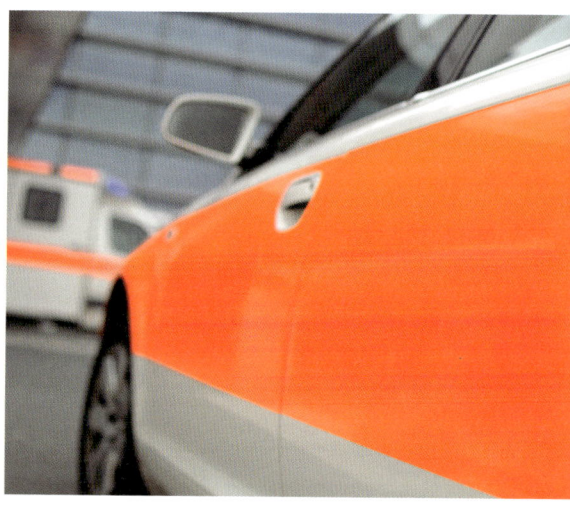

TIPP

Wichtiges für den Notfall
Damit Sie im Notfall besonnen handeln und schnell Hilfe rufen können, stellen Sie in Ruhe wesentliche Daten – dazu gehören auch durchaus die eigene Adresse und Telefonnummer! – und alle anderen wichtigen Rufnummern zusammen, etwa Hausarzt, Kinderarzt, Apotheke. Auch die Nummer der nächstgelegenen Giftnotrufzentrale sollten Sie hier notieren (s. S. 93 f.), die Sie aber bei einem Vergiftungsnotfall immer erst nach dem Notruf 112 zurate ziehen sollten. Heften Sie sich diese neben das Telefon. Allgemeine Notrufnummern in Deutschland:
Polizei: 110
Notruf: 112

Lebensrettende Maßnahmen

Auch wenn Sie den Rettungsdienst bereits gerufen haben: Es kann – sowohl in der Stadt als auch in ländlichen Gebieten – dauern, bis die Sanitäter und/ oder der Arzt kommen. Sie sollten daher diesen Zeitraum mit lebensrettenden Grundmaßnahmen überbrücken können, wenn es notwendig ist. Am wichtigsten ist dabei das „ABC" – diesen Begriff kennen Sie vielleicht noch aus Ihrem Kurs „Lebensrettende Sofortmaßnahmen", den Sie vor dem Erwerb des Führerscheins ableisten mussten. ABC steht in diesem Fall für:

○ A für Atmung überprüfen, Atemwege frei machen
○ B für Beatmen
○ C für Circulation (englisch: Kreislauf), also für Kreislauf überprüfen und ggf. mit einer Herzdruckmassage wiederherstellen

Dazu kommt die stabile Seitenlage, mit der Sie verhindern, dass bewusstlose Personen ersticken.

Warum ist das wichtig?

Mit jedem Atemzug wird Luft und mit der Luft der lebensnotwendige Sauerstoff aufgenommen. Über die Atemwege (Mund, Rachen, Luftröhre und Bronchien) gelangt der Sauerstoff in die Lunge und von dort ins Blut. Mit dem Blut wird er über den Kreislauf, der vom Herzen angetrieben wird, zu den einzelnen Organen transportiert, die ihn für ihre korrekte Funktion benötigen.

Wenn nun keine Atmung möglich ist – etwa bei blockierten Atemwegen – gelangt kein Sauerstoff ins Blut, und die Organe kommen zu Schaden. Fehlt der Sauerstoff zu lange – und einige Minuten sind schon zu lange –, kann dieser Schaden unumkehrbar werden. Fällt der Kreislauf aus, so gelangt zwar möglicherweise zunächst noch Sauerstoff in die Lunge, kann aber von dort nicht mehr weitertransportiert werden – das Ergebnis ist das Gleiche. Und mit einem Kreislaufstillstand geht bei Kindern meist gleichzeitig auch ein Atemstillstand einher.

Mit den ABC-Maßnahmen übernehmen Sie als Helfer diese Aufgaben und stellen eine behelfsmäßige Sauerstoffversorgung sicher:

○ A: Sie sorgen dafür, dass Luft und Sauerstoff „freie Bahn" in die Lunge haben, indem Sie die Atemwege frei machen.
○ B: Sie liefern den Sauerstoff selbst, indem Sie das Kind beatmen und somit die ausgefallene Atemfunktion übernehmen.
○ C: Sie übernehmen die Funktion des Herzens als Motor des Kreislaufs, indem Sie die Herzdruckmassage anwenden.

Reaktion prüfen

In jedem Fall müssen Sie zunächst feststellen, ob Ihr Kind nach einem Unfall bzw. einer Verletzung ansprechbar ist und reagiert. Reden Sie es dazu laut mit seinem Namen an, fragen Sie: „Ist alles okay mit dir?", greifen Sie es am Arm oder der Schulter, ggf. können Sie es auch leicht schütteln. In den allermeisten Fällen wird sich herausstellen, dass das Kind darauf reagiert – wenn das der Fall ist, sind wahrscheinlich keine der hier vorgestellten Basismaßnahmen notwendig, und Sie können so vorgehen, wie es in den Kapiteln zu den einzelnen

Notfallsituationen dargestellt ist (s. S. 23 ff.). Reagiert das Kind jedoch nicht, setzen Sie gezielt die ABC-Notfallmaßnahmen ein. Wie Sie das machen? Einfache Schritt-für-Schritt-Anleitungen finden Sie auf den folgenden Seiten.

A für Atmung

Wenn Ihr Kind nicht ansprechbar ist, müssen Sie als Nächstes überprüfen, ob es atmet. Dazu halten Sie am besten ein Ohr dicht über Mund und Nase des Kindes – hören und spüren Sie Atemzüge? Beobachten Sie außerdem den Brustkorb: Hebt und senkt er sich? Die Überprüfung der Atmung sollte dabei aber maximal zehn Sekunden dauern. Atmet das Kind nicht, versuchen Sie zunächst, die Atemwege frei zu machen.

Fremdkörper

Wenn Sie den Verdacht oder sogar beobachtet haben, dass Ihr Kind unmittelbar vor der Notfallsituation einen Gegenstand in den Mund gesteckt hat, der jetzt die Atmung behindert, greifen Sie ihm in den Mund und entfernen Sie ggf. den Fremdkörper. Aber Achtung: Suchen Sie nicht ungezielt im Mund-Rachen-Raum, wenn Sie nicht auf den ersten Blick erkennen, dass z. B. ein Spielzeug den Rachen verlegt: Sie könnten damit eventuelle Atemwegs-

TIPP

Erste-Hilfe-Kurs sollte sein

Sie sollten – zusätzlich zum Lesen dieses Buches – einen Erste-Hilfe-Kurs besuchen. Nur dort können Sie die hier vorgestellten Maßnahmen wie Beatmen, Herzdruckmassage u. a. tatsächlich selbst an Modellen durchführen. Nur dort können Experten die richtige Technik vermitteln, kontrollieren und Sie ggf. verbessern. Angebote gibt es z. B. bei Volkshochschulen und dem örtlichen Verband des Deutschen Roten Kreuzes sowie anderer Rettungsdienste.

hindernisse noch tiefer hineinschieben und erst recht eine Blockade erzeugen (fachsprachlich bezeichnet man das auch als „Verlegung der Atemwege" oder „verlegte Atemwege" – das hat in diesem Fall also nichts mit „verloren" zu tun). Weiteres zu Fremdkörpern finden Sie im entsprechenden Kapitel (s. S. 69 ff.). Kurz gefasst: Entfernen Sie nur sichtbare Fremdkörper aus dem Mund.

Kopf überstrecken – lebensrettender Handgriff

Wenn das Kind nach dem Entfernen eines Fremdkörpers anfängt zu husten, ist das Problem zunächst gelöst. Sie sollten aber trotzdem den Gegenstand auf Vollständigkeit überprüfen – möglicherweise hat das Kind kleinere Teile abgebissen. Das Gleiche gilt, wenn es sich um Lebensmittel handelt. In diesem Fall sollte ein Arzt überprüfen, ob ggf. Teile davon in die tieferen Atemwege (Luftröhre, Bronchien) gewandert sind und dort zunächst zwar nicht lebensbedrohlich sind, aber später z. B. eine Lungenentzündung hervorrufen können. Wenn nach der Entfernung eines eventuellen Fremdkörpers das Kind nicht reagiert bzw. wenn Sie keinen Fremdkörper ausmachen können, folgt der nächste Schritt:

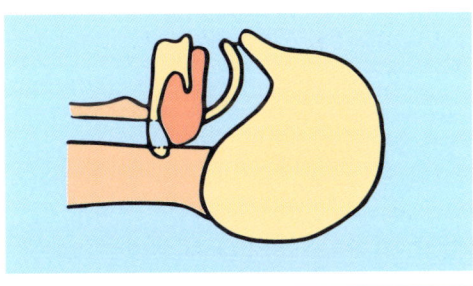

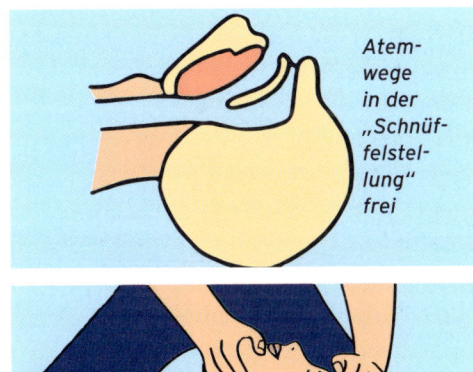

Atemwege in der „Schnüffelstellung" frei

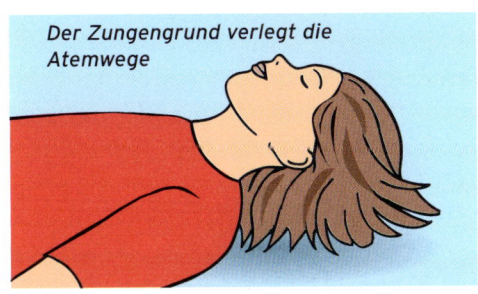

Der Zungengrund verlegt die Atemwege

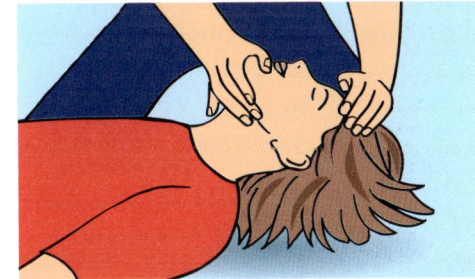

Die Zunge fällt bei Bewusstlosen, bei denen Reflexe wie Husten und Würgen ausgefallen sind, nach hinten in den Rachen zurück und verlegt den Eingang zur Luftröhre (s. Abb. S. 13 l.). Legen Sie dem Kind eine Hand auf die Stirn und greifen Sie mit der anderen unter seinen Unterkiefer; der Daumen liegt dabei zwischen Unterlippe und Kinn, die restlichen Finger liegen unter dem Kinn. Ziehen Sie nun das Kinn nach oben, dabei wird normalerweise der Kopf automatisch leicht nackenwärts gebeugt. Ansonsten können Sie die Überstreckung auch manuell unterstützen, indem Sie den Kopf des Kindes leicht nach hinten beugen. Insgesamt wird so die Zunge nach vorn, also lippenwärts, gezogen, und der Rachen wird frei (s. Abb. S. 13 r.).

B für Beatmen

Wenn Ihr Kind auch nach Entfernen von Fremdkörpern und Überstrecken des Kopfes nicht selbstständig atmet, müssen Sie Atemspende leisten.
Durch die Überstreckung kann beim bewusstlosen Kind u. U. die Spontanatmung bereits wieder einsetzen – ist das der Fall, bringen Sie es in die stabile Seitenlage (s. S. 19 ff.) und warten Sie auf den Rettungsdienst. Ist dies allerdings nicht der Fall, müssen Sie zum nächsten

TIPP

Angst vorm Überstrecken?

Sie haben möglicherweise schon die Warnung gehört oder gelesen, dass bei Wirbelsäulenverletzungen das Überstrecken des Kopfes zu schweren Lähmungen oder sogar zum Tod führen kann, und haben nun Angst davor, Ihrem Kind mehr zu schaden als zu helfen. Zunächst einmal: Diese Warnung gilt bei Unfällen bzw. Stürzen, bei denen eine Verletzung der Halswirbelsäule theoretisch möglich ist – sicher nicht, wenn Ihr Kind z. B. in eine Steckdose gegriffen hat und nun bewusstlos ist oder einen Badeunfall hatte.

Zweitens, und dies gilt auch bei Stürzen: Versuchen Sie zunächst, nur den Unterkiefer nach oben zu ziehen. Bleiben die Atemwege dabei weiterhin verschlossen, überstrecken Sie. Möglicherweise, und mit einer sehr geringen Wahrscheinlichkeit, können Sie Schaden anrichten. Wenn Sie aber gar nichts tun, ist der Schaden 100-prozentig sicher.
Also: Keine Angst vorm Überstrecken! Schnelles Eingreifen geht vor.

Schritt übergehen: Sie müssen Ihrem Kind beim Atmen helfen – es beatmen. Dazu legen Sie das Kind so, dass der Kopf und auch der Oberkörper (falls eine Herzdruckmassage notwendig wird) für Sie gut zugänglich sind. Dazu können Sie durchaus auch den Wohnzimmer- oder Küchentisch verwenden – eine harte Unterlage ist ohnehin für eine Herzdruckmassage notwendig, und auf dem Tisch kommen Sie bequemer an das Kind heran, was wiederum Ihre Maßnahmen effektiver macht.

Praktisch sieht das so aus:

❍ Legen Sie eine Hand über die Stirn des Kindes, die andere unter den Unterkiefer (wie beim Überstrecken, s. S. 13 f.) und ziehen Sie den Unterkiefer nach oben.

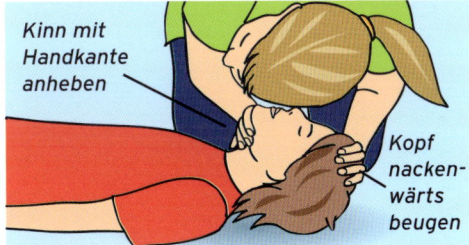

Kinn mit Handkante anheben

Kopf nackenwärts beugen

❍ Danach verschließen Sie den weichen Teil der Nase des Kindes mit der oberen Hand, mit der anderen ziehen Sie weiterhin das Kinn nach oben. Atmen Sie ein, öffnen Sie den Mund des Kindes ein wenig, umschließen Sie ihn mit den Lippen und blasen Sie etwa eine Sekunde gleichmäßig Luft in die Lunge, bis sich der Oberkörper sichtbar hebt.

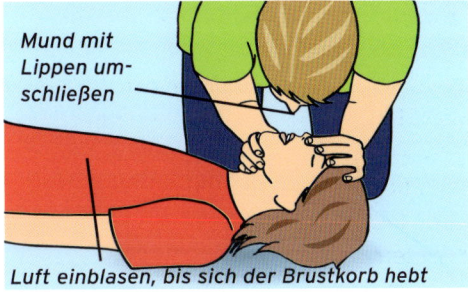

Mund mit Lippen umschließen

Luft einblasen, bis sich der Brustkorb hebt

❍ Geben Sie nach einer Atemspende den Mund des Kindes frei, halten Sie dabei die Nase des Kindes aber weiter verschlossen und den Kopf überstreckt. Warten Sie auf das Einsinken des Brustkorbs, atmen Sie währenddessen selbst ein. Danach folgt die nächste Atemspende.
❍ Führen Sie auf diese Weise fünf Beatmungen durch, dann kontrollieren Sie erneut, ob das Kind selbstständig atmet. Ist das der Fall, gilt schon wie oben nach dem Freimachen der Atemwege beschrieben: Bringen Sie das Kind in die stabile Seitenlage (s. S. 19 f.) und warten Sie auf den Rettungsdienst. Ist dies nicht der Fall, müssen Sie weiter beatmen.

Schreikrampf

Kennen Sie das? Ihr Kind möchte etwas tun, was Sie nicht möchten – z. B. etwas von den Süßigkeiten an der Supermarktkasse nehmen – und deshalb ablehnen. Daraufhin wirft sich Ihr kleiner Liebling auf den Boden, tritt um sich, trommelt mit den Füßen, schreit: „Ich will das aber", wird immer lauter – und läuft schließlich dabei blau an. Und Sie bekommen dann natürlich einen Schreck, denn „blau anlaufen", haben Sie gelesen, bedeutet, dass das Kind nicht genug Luft bekommt und Gefahr läuft, zu ersticken.

In diesem Fall sind aber keine ABC-Maßnahmen notwendig – Ihr Kind hat nur einen sog. respiratorischen Affektkrampf. Das sieht dramatisch aus, ist es aber nicht. Gerade sehr temperamentvolle Kinder neigen dazu. Dabei verkrampft sich während des Schreiens die Atemmuskulatur, und die Stimmritze im Kehlkopf – der Eingang zu den Atemwegen – verschließt sich. Das Kind 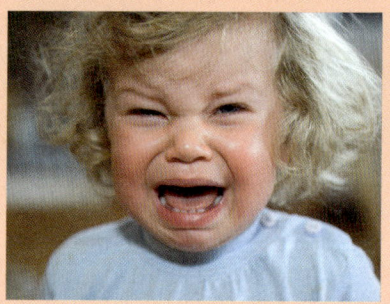 bekommt dann tatsächlich vorübergehend weniger Sauerstoff – deshalb wird es blau. Der natürliche Atemantrieb, der vom Gehirn ausgelöst und gesteuert wird, ist aber so stark, dass das Kind nach kurzer Zeit von allein aufhört zu schreien und wieder anfängt zu atmen.

Am besten hilft in solchen Fällen, den Schreikrampf zu ignorieren und nach dem Anfall zur normalen Tagesordnung überzugehen. Ihr Kind lernt dadurch, dass es seinen Willen auf diese Art nicht durchsetzen kann. Wenn ein solcher Affektkrampf das erste Mal auftritt, sollten Sie außerdem Ihren Kinderarzt anrufen – möglicherweise will er das Kind untersuchen, um (seltene) ernsthafte Ursachen des Krampfes sicher auszuschließen.

Und ein wenn auch vielleicht schwacher Trost: Etwa ab dem Schulalter kommen Affektkrämpfe so gut wie nicht mehr vor.

INFO

Mund oder Nase?
Früher wurde gelehrt, dass die Beatmung „Mund zu Nase" erfolgen muss. Hintergrund dabei war, dass bei Verletzungen im Mundbereich eine wirksame Mund-zu-Mund-Beatmung nicht möglich ist. Falls tatsächlich eine derartige Verletzung vorliegt, gilt das weiterhin – bei den meisten Notfällen mit Kleinkindern ist das aber vermutlich nicht der Fall. Insgesamt aber sieht man das heute deutlich lockerer und sagt: „Jede Atemspende ist eine gute Atemspende."

C für Kreislauf: Herzdruckmassage

Die Herz(druck)massage führen Sie bei der Herz-Lungen-Wiederbelebung abwechselnd mit der künstlichen Beatmung durch (ein Helfer) bzw. koordiniert mit der Atemspende (zwei Helfer). Sie wird dann notwendig, wenn kein ausreichender Kreislauf besteht und damit die Sauerstoffversorgung des Kindes in Gefahr ist. Die Kreislauffunktion überprüfen Sie bei Kindern etwa ab dem dritten Lebensjahr an der Halsschlagader: Suchen Sie dazu zuerst nach dem Kehlkopf, gehen Sie von dort aus mit der Hand zur Seite und tasten

Sie mit dem Zeige- und Mittelfinger nach dem Puls. Nehmen Sie nicht den Daumen, damit spüren Sie eher Ihren eigenen Herzschlag. Am Handgelenk – wo Sie gewöhnlich nach dem Puls tasten, ist ein schwacher Herzschlag nicht zu ertasten. Und das „Lauschen" am Brustkorb auf den Herzschlag ist absolut unzuverlässig, Sie können im Notfall einen Herzschlag nicht sicher hören oder auch spüren.

Es kann, v. a. in einer Notfallsituation, durchaus schwierig sein, den Puls zu finden, das geht sogar Experten gele-

TIPP

Kurzer dicker Hals?
Wenn Ihr Kind für sein Alter sehr klein ist, haben Sie am Hals möglicherweise noch stärkere Schwierigkeiten, den Puls zu ertasten, als in einer Notfallsituation ohnehin: Der Hals ist bei kleineren Kindern noch relativ breit und wenig gegen Kopf und Brustkorb abgesetzt. Sie können hier stattdessen nach der Oberarmschlagader tasten, die an der Innenseite des Oberarmes zwischen den beiden dort befindlichen Muskeln verläuft. Auch hier gilt: Üben Sie in einer Normalsituation.

gentlich so. Machen Sie daher ein „Trockentraining" und suchen Sie spielerisch zusammen mit dem Kind nach dem Puls am Hals.

Wenn Sie bei einem leblosen Kind aber nicht innerhalb von zehn Sekunden (überprüfen Sie das ruhig einmal mit der Stoppuhr) einen Puls finden, dann gehen Sie von einem Herz-Kreislauf-Stillstand aus und beginnen Sie mit der Herzdruckmassage – Sie können damit keinen Schaden anrichten. Die früher geäußerte Befürchtung, man könne ein noch schlagendes Herz mit der externen Herzdruckmassage quasi „aus dem Takt bringen", ist medizinisch nicht haltbar und unbegründet. Und Rippenbrüche durch eine Herzdruckmassage kommen bei Kindern, deren Knochen noch sehr biegsam und elastisch sind, praktisch nicht vor.

So gehen Sie bei der Herzdruckmassage vor:

❍ Legen Sie das Kind auf eine harte Unterlage, wie bei der Beatmung beschrieben. Knien Sie sich neben das Kind und legen Sie den Handballen auf die untere Hälfte des Brustbeins, der Druckpunkt liegt etwa einen Fingerbreit oberhalb des Brustbein-

endes. Dabei ist die zentimetergenaue Lage aber nicht von Bedeutung (s. Abb.).

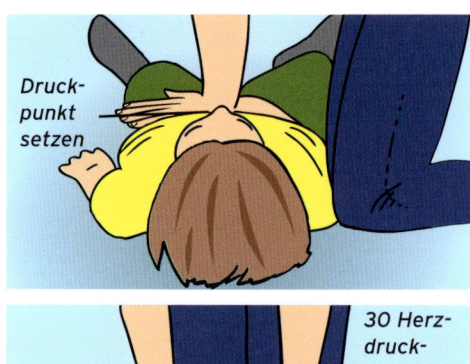

Druckpunkt setzen

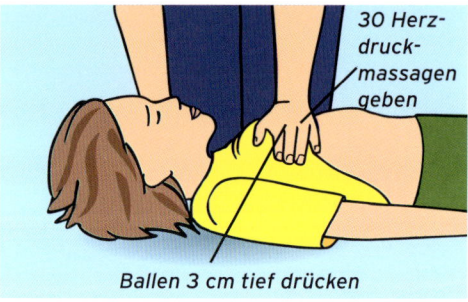

30 Herzdruckmassagen geben

Ballen 3 cm tief drücken

❍ Drücken Sie mit dem Handballen das Brustbein etwa 3 cm nach unten und lassen Sie dann wieder los. Arbeiten Sie mit durchgestrecktem Arm, damit die Kompressionen auf das Herz übertragen werden können und nicht auf Ihr Ellenbogengelenk (bei Kindern bis etwa zum sechsten Lebensjahr genügt ein Arm, bei älteren Kindern legen Sie die beiden Handballen übereinander und drücken mit beiden Armen).

○ Die Frequenz der Herzdruckmassagen sollte bei etwa 100 Kompressionen pro Minute liegen – auch wenn Ihnen das viel vorkommt und Sie dabei schon etwas außer Atem kommen. Zählen Sie am besten laut mit.

Ein Kind mit Kreislaufstillstand atmet normalerweise auch nicht selbstständig – Sie müssen also zusätzlich künstlich beatmen, wie Sie es im vorigen Kapitel gelesen haben.

○ Wenn Sie allein helfen, gilt: zwei Beatmungen, 30 Herzdruckmassagen, zwei Beatmungen, 30 Herzdruckmassagen usw., bis das Kind zu sich kommt oder der Rettungsdienst eintrifft. Das ist das gleiche Verhältnis wie bei Erwachsenen – Sie müssen sich also keine anderen Zahlen merken. Gibt es einen zweiten Helfer, gilt das gleiche Verhältnis: Auf zwei Beatmungshübe des einen Helfers kommen 30 Herzdruckmassagen durch den Zweithelfer. Auch hier funktioniert das am besten, wenn eine (und nur eine!) Person laut mitzählt.

Stabile Seitenlage

Sie haben mit Sicherheit schon von der stabilen Seitenlage gehört oder gelesen – spätestens in den ersten Abschnitten

INFO

Geheimnisvolles Kürzel?

In der Tagespresse oder wenn Sie sich eingehender über Wiederbelebungsmaßnahmen informieren, werden Sie in vielen Texten die Begriffe CPR oder KPR finden: Das steht für „cardiopulmonary resuscitation" (engl.) bzw. kardiopulmonale Reanimation (Wiederbelebung) und umfasst genau die drei ABC-Maßnahmen, die Sie hier kennenlernen (oder auffrischen).

dieses Kapitels. Diese Seitenlage dient bei Bewusstlosen dazu, die Atemwege freizuhalten, sodass Sauerstoff in die Lunge gelangen kann.

Sie fragen sich, warum Sie dann i. Allg. keine Probleme haben, auch in Rückenlage Luft zu bekommen? Bei Bewusstlosigkeit fallen die Schutzreflexe aus, die vom Gehirn gesteuert werden und normalerweise das Zurückfallen der Zunge in den Rachen verhindern. Sie haben im Abschnitt „A für Atmung" gesehen (s. Abb. S. 13), wie die Zunge die Atemwege verlegen kann – in Seitenlage wird das vermieden. Wenn Sie also die Atemwege frei gemacht haben wie beschrieben und den Kopf dann wieder loslassen, würde die Zunge erneut zurückfallen, das Kind bekäme wieder keine Luft.

Außerdem besteht die Möglichkeit, dass das Kind in der Bewusstlosigkeit erbrochen hat – dieses Erbrochene würde bei Rückenlage der Schwerkraft folgend nach unten gelangen, und unten ist in diesem Fall die Luftröhre. Das Erbrochene kann die Luftröhre blockieren, und das Kind erstickt schlimmstenfalls. Aber selbst kleine Mengen Mageninhalt können, auch ohne dass sie die Atmung unterbrechen, Schäden in der Lunge anrichten, das Gewebe zerstören und zu schweren Lungenentzündungen führen. Dafür verantwortlich ist die Magensäure, die zwar für die Verdauung notwendig ist, aber in der Lunge nichts

TIPP

Rückenlage ist verboten

Grundsätzlich gilt: Bei einem bewusstlosen Kind ist jede Lage besser als die Rückenlage. Wie Sie das Kind in die Seitenlage bringen – und das ist die gute Nachricht – ist dabei gar nicht so entscheidend. Und wenn es mit der Seitenlage gar nicht klappt, legen Sie das Kind auf den Bauch.

zu suchen hat. Das Prinzip der stabilen Seitenlage ist, den Magen höher zu lagern als die Atemwege, sodass ggf. Erbrochenes aus dem Mund herausfließen kann. Ebenso kann sich ansammelnder Speichel abfließen, der auch nicht in die Lunge gehört.

Im Prinzip können Sie ein bewusstloses Kind einfach vorsichtig auf die Seite drehen. Wichtig ist der am Ende geöffnete und nach unten, zum Boden gerichtete Mund. Außerdem sollte die Lage tatsächlich stabil sein, sodass das Kind nicht wieder auf den Rücken zurückfällt. Das erreichen Sie auch, wenn Sie z. B. ein paar stabile Kissen, eine zusammengerollte Decke o. Ä. hinter den Rücken legen, komplizierte Bein- und Armhaltungen sind dazu nicht unbedingt notwendig. Falls Sie den Verdacht haben, dass das Kind sich etwas gebrochen hat, lagern Sie es so, dass die verletzte Seite nach oben zeigt.

Es kann hilfreich sein, sich die einzelnen Schritte nochmals zu vergegenwärtigen, auch weil dabei das Endergebnis – auf das es ankommt – gut illustriert wird (s. Abb.):

❍ Knien Sie sich seitlich vor das Kind. Winkeln Sie seinen Arm auf der

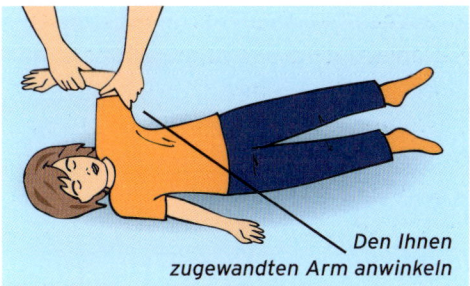

Den Ihnen zugewandten Arm anwinkeln

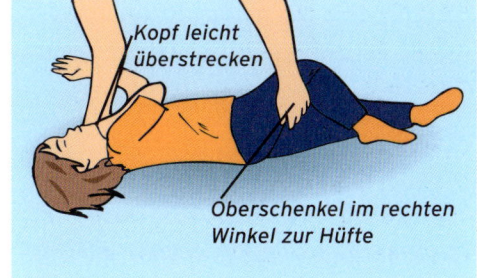

Kopf leicht überstrecken

Oberschenkel im rechten Winkel zur Hüfte

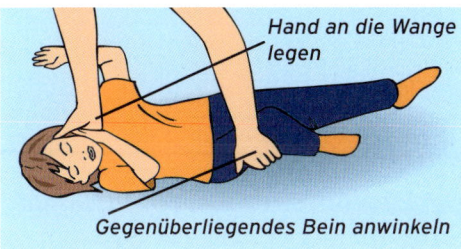

Hand an die Wange legen

Gegenüberliegendes Bein anwinkeln

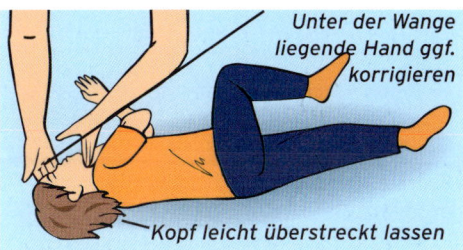

Unter der Wange liegende Hand ggf. korrigieren

Kopf leicht überstreckt lassen

Ihnen zugewandten Seite im Ellenbogengelenk an.

○ Greifen Sie mit Ihrer anderen Hand das entgegengesetzte Bein (also das linke Bein, wenn Sie den rechten Arm des Kindes angewinkelt haben) am Oberschenkel, beugen Sie es im Kniegelenk und ziehen Sie das Kind so zu sich heran und auf die Seite.

○ Überstrecken Sie wieder den Kopf und öffnen Sie den Mund des Kindes ein wenig.

Bis der Rettungsdienst kommt, sollten Sie weiterhin regelmäßig kontrollieren, ob das Kind atmet und der Kreislauf sta-

bil ist – wenn dies nicht der Fall ist, geht es mit ABC weiter wie geschildert.

Das Wichtigste auf einen Blick

Das folgende Diagramm fasst nochmals kurz den wesentlichen Ablauf der Wiederbelebung eines Kindes zusammen. Außerdem: Verständigen Sie den Notruf 112 oder lassen Sie ihn verständigen, etwa durch einen Nachbarn. Sind Sie allein, führen Sie ggf. zunächst für ca. eine Minute die Basismaßnahmen der Wiederbelebung durch und rufen anschließend die 112.

Dieses Vorgehen wird so vom German Resuscitation Council (GRC) und den übergeordneten Dachorganisationen in Europa empfohlen – das sind die Fachgesellschaften von Medizinern, die sich mit Wiederbelebung befassen.

1. Kind ist bewusstlos, reagiert nicht auf Ansprache	
2. Atemwege frei machen	
3. Atmung kontrollieren	
4. Keine Atmung? → Beatmen	Atmung vorhanden → Kind in Seitenlage bringen
5. Fünf Beatmungen, Atmung erneut kontrollieren	
6. Keine Atmung? → Kind weiter beatmen	Atmung vorhanden → Kind in Seitenlage bringen
7. Kreislaufkontrolle	
8. Kein Puls zu ertasten oder im Zweifelsfall → Herzdruckmassage	Puls und Atmung vorhanden → Kind in Seitenlage bringen
9. 30 Herzdruckmassagen, zwei Beatmungen	
10. Wiederbelebung fortsetzen bis zum Eintreffen des Rettungsdienstes oder bis das Kind wieder zu Bewusstsein kommt	

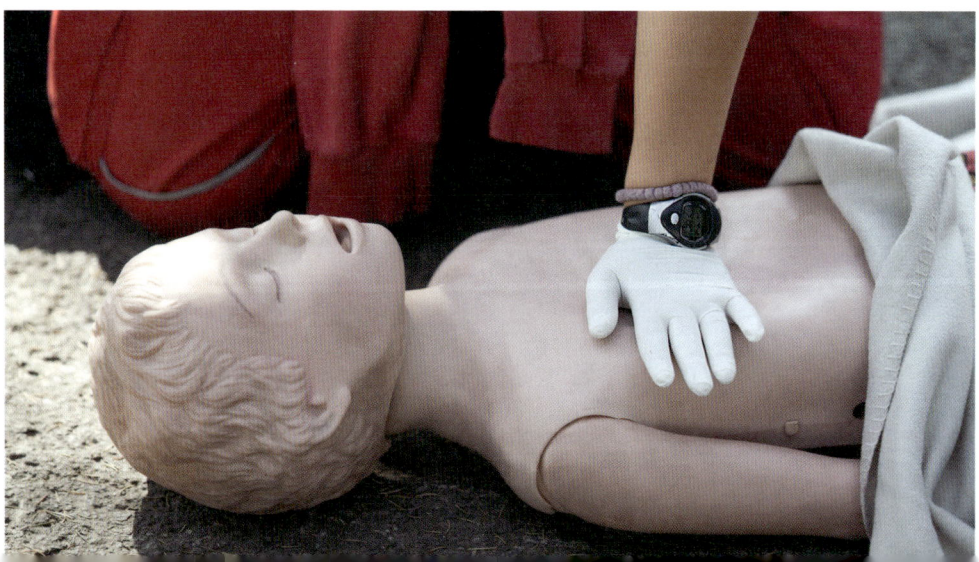

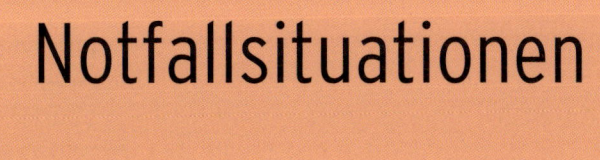

Notfallsituationen

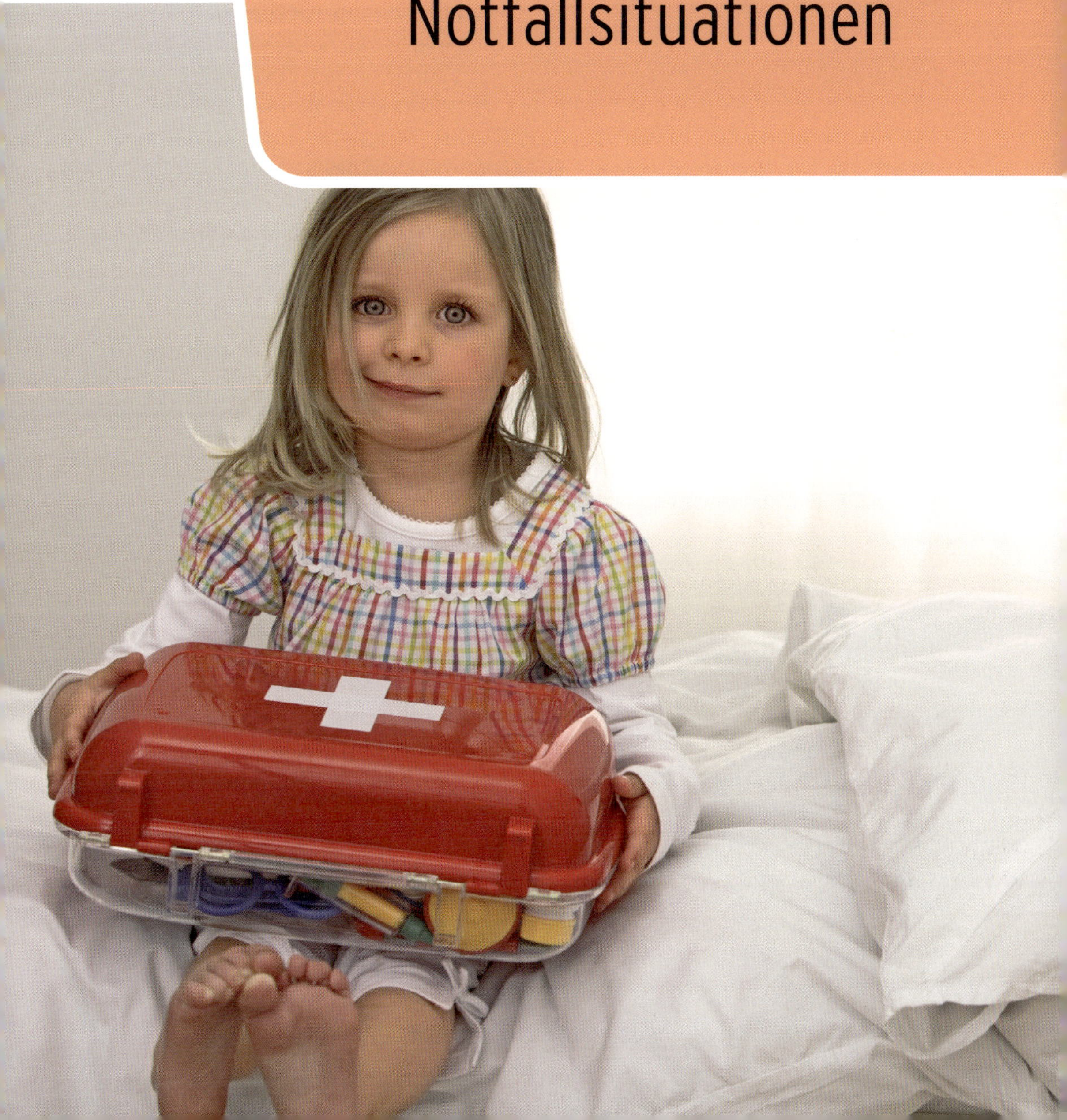

Störungen des Kreislaufs

Der Kreislauf – genauer: Blutkreislauf – sorgt dafür, dass das Blut im Körper durch das regelmäßige Pumpen des Herzens (dem Antriebsorgan) über die Blutgefäße (Adern) im Körper verteilt wird. Dabei gelangt es vom Herzen zunächst in die Hauptschlagader (Aorta) und dann über die kleineren Schlagadern (Arterien) und Haargefäße (Kapillaren) zu den einzelnen Organen, z. B. Gehirn, Leber, Nieren und Muskeln. Diese Organe entnehmen aus dem Blut Sauerstoff und Nährstoffe und geben Abfallstoffe, v. a. Kohlendioxid, zur endgültigen „Entsorgung" in das Blut ab, das über die Blutadern (Venen) dann wieder zur Lunge und zum Herzen zurücktransportiert wird.

Bewusstlosigkeit/Ohnmacht

Kommt es in diesem beschriebenen Kreislauf zu Störungen – etwa weil das Herz nicht genug pumpt oder nicht genügend Blut zur Verfügung steht –, ist die Versorgung der Organe dementsprechend unterbrochen. Am empfindlichsten reagiert das Gehirn, das insgesamt bei vollständiger Unterbindung der Blut- und damit der Sauerstoffzufuhr nur ca. 30 Sekunden normal funktionsfähig bleibt. Danach schränkt es seine Funktion ein – bemerkbar wird das an einem Bewusstseinsverlust, das Kind (und übrigens auch Erwachsene) „kippt um" bzw. verliert das Bewusstsein. Das ist zunächst eine absolut vernünftige Reaktion des Körpers, denn durch das sprichwörtliche „Umkippen" und die damit verbundene tiefere Lagerung des Kopfes kann das Gehirn leichter mit Sauerstoff versorgt werden, wenn das Blut nicht mehr gegen die Schwerkraft nach oben in den Kopf gepumpt werden muss.

Wie im Kapitel zu Notfallmaßnahmen geschildert (s. S. 12), versuchen Sie ein ohnmächtiges Kind zunächst mit seinem Namen anzusprechen, berühren Sie es leicht, z. B. an der Schulter. Bei einer einfachen Ohnmacht kommt es spätestens dann meist schnell wieder zu sich, wenn nicht, prüfen Sie Atmung (s. S. 12) und Kreislauf (s. S. 17) und gehen ggf. Schritt für Schritt so vor, wie unter „Lebensrettende Maßnahmen" (s. S. 10 ff.) beschrieben.

Wichtig ist es allerdings, ernste Ursachen der Bewusstlosigkeit von weniger ernsthaften zu unterscheiden. Insgesamt ist eine echte Bewusstlosigkeit bei Kindern selten. Die Erkrankungen, die bei Erwachsenen die häufigsten Ursachen darstellen, wie Herz- und Gefäßerkrankungen, kommen bei Kindern in der Regel nicht vor. Ursachen von Bewusstseinsstörungen bei Kindern umfassen besonders:

○ Sauerstoffmangel bei Verlegung der Luftwege, Ertrinkungs- und Erstickungsunfällen
○ Vergiftungen mit Alkohol und/oder Medikamenten
○ Unfälle mit Kopfverletzungen
○ Krampfanfälle bei Fieber, Vergiftungen, epileptischer Erkrankung

Zum Vorgehen s. die einzelnen Kapitel.

Erstbehandlung bei Ohnmacht

Bei einer kurzen Ohnmacht: Lassen Sie Ihr Kind auf dem Boden liegen, denn in dieser Lage wird das Gehirn am besten mit Sauerstoff versorgt. Aufsetzen ist hier eher kontraproduktiv. Legen Sie zusätzlich seine Beine auf einige Kissen oder einen Stuhl hoch (sog. Schockla-

gerung). Sorgen Sie für ausreichende Zufuhr frischer Luft (Fenster aufmachen), einengende Kleidungsstücke, wenn vorhanden, sollten Sie lockern. Kommt das Kind danach nicht zu sich: Lagern Sie es bei ausreichender Atmung und Kreislauffunktion auf die Seite und verständigen Sie den Notruf.

Schock

Ein Schock ist ernster als eine vorübergehende Ohnmacht. Im Schock ist das

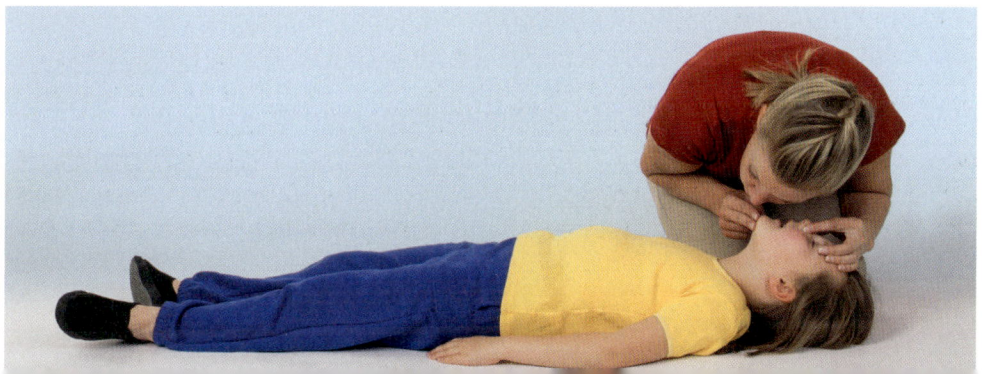

Kind normalerweise (zunächst) wach und ansprechbar, wenn auch benommen; es reagiert verzögert, möglicherweise aber auch verwirrt oder sogar aggressiv.

INFO

Nachfrage übersteigt das Angebot

Bei einem Schock ist das Angebot an Blut, Nährstoffen und Sauerstoff niedriger als der Bedarf der Organe. Ursache ist meist ein Mangel an Blut oder Körperflüssigkeit allgemein (vermindertes Angebot, sog. hypovolämischer Schock).

Die häufigste Ursache eines Schocks bei Kindern ist der Blutverlust nach einer Verletzung – das kann ein Verkehrsunfall sein, aber auch ein Sturz auf dem Spielplatz, etwa von der Schaukel oder einem Klettergerüst. Durch diesen Blutverlust steht dem Herzen nicht mehr ausreichend Blut zur Verfügung, um alle Organe im Kreislauf zu versorgen. Der Körper verfügt zwar über einige Ausgleichsmechanismen, z. B. Mehrarbeit (schnelleres Pumpen) des Herzens, um trotz der verminderten Blutmenge noch möglichst viele Organe zu versorgen. Doch als Nächstes wird das Blut um-

verteilt – wichtige Organe wie Gehirn, Leber und Nieren werden bevorzugt mit Blut versorgt. Andere, in dieser Situation nicht so wichtige wie Haut und Muskulatur erhalten dagegen weniger Blut. Man spricht von einer Zentralisation des Kreislaufs. Schließlich wird die Atemfrequenz erhöht, um mehr Sauerstoff in die Lunge aufnehmen zu können.

Symptome des Schocks

Die Anzeichen erklären sich aus den geschilderten Vorgängen:

❍ erhöhte Pulsfrequenz durch die Mehrarbeit des Herzens
❍ blasse, feuchtkalte Haut durch die mangelnde Durchblutung der Haut
❍ schnelleres Atmen

Erstbehandlung bei Schock

❍ Verständigen Sie umgehend den Notruf 112.
❍ Bringen Sie das Kind in Schocklage, wie auf S. 25 für Ohnmachten beschrieben, sodass der Kopf (und damit das Gehirn) tief liegt und Blut aus den Beinen in Richtung der wichtigen Organe im Brust- und Bauchraum fließen kann.
❍ Versuchen Sie, erkennbare Ursachen (z. B. Blutungen) gleich zu behandeln (s. S. 47 ff.).

○ Decken Sie das Kind gut zu – durch die Zentralisation wird die Haut nicht durchblutet, außerdem arbeiten bei Stressbelastung die Schweißdrüsen vermehrt, sodass die Haut feucht-kaltschweißig wird. Ergebnis: Das Kind friert. In Kfz-Verbandskästen befindet sich zu diesem Zweck eine Rettungsdecke, andere Decken oder Kleidungsstücke tun es aber auch.

○ Bleiben Sie bei dem Kind, sprechen Sie mit ihm, halten Sie seine Hand und beruhigen Sie es.

Sonderfälle des Schocks

Nicht nur durch einen Blutverlust kann das Angebot an Sauerstoff und Nähr-stoffen vermindert bzw. zu gering bei einem erhöhten Bedarf sein (relativer Flüssigkeitsmangel). Zu einem Schock kann es bei Kindern auch bei Magen-Darm-Infekten, allergischen Reaktionen, Zuckerkrankheit, Verbrennungen und Blutvergiftung (Sepsis) kommen, wobei sich in letzteren Fällen der Patient nor-malerweise schon in klinischer Behand-lung befindet. Ein Schock aufgrund von Herzversagen tritt bei Kindern fast nur bei bekannten Herzfehlern auf.

Die allgemeinen Maßnahmen sehen aus wie auf S. 26 f. geschildert, eigene Be-sonderheiten finden Sie im Folgetext.

Schock bei Flüssigkeitsmangel

Wenn ein Kind bei starkem und lang anhaltendem Erbrechen und/oder Durchfall keine Flüssigkeit bei sich be-halten kann (länger als ein Tag), kann sich ebenfalls ein Schock entwickeln. Hier geht zwar kein Blut verloren, doch da Blut zu gut der Hälfte aus Wasser besteht, führt auch der Flüssigkeitsver-lust zu einer Verminderung des Volu-mens, das durch den Kreislauf zu den Organen transportiert wird. Besonders kleinere Kinder haben, bezogen auf ihre Körpergröße, einen wesentlich höheren Flüssigkeitsbedarf als Erwachsene, dementsprechend führen auch geringe Verluste schon zu einer Austrocknung (Dehydratation). Anzeichen dafür sind:

○ aufgesprungene, rissige Lippen

○ ausgetrocknet erscheinende Mund-schleimhaut

○ sog. stehende Hautfalten: Bilden Sie am Handrücken oder am Bauch eine Hautfalte und ziehen Sie sie hoch – bleibt diese Falte stehen, besteht der Verdacht auf einen ausgepräg-ten Flüssigkeitsmangel

○ bei fortgeschrittenem Flüssigkeits-mangel: zunehmende Schläfrigkeit

Um es erst gar nicht bis zum Schock kommen zu lassen, sollten Sie bei mehr als sechs wässrigen Stühlen in 24 Stunden oder bei über mehr als sechs Stunden immer wieder auftretendem Erbrechen einen Kinderarzt aufsuchen – umso früher, je kleiner das Kind ist. Nachts oder am Wochenende ist ggf. die nächstgelegene Notaufnahme der richtige Ansprechpartner.

Allergischer Schock

Ein allergischer (anaphylaktischer) Schock ist die schwerste Form einer allergischen Reaktion. Dabei kommt es zu einer Erweiterung und erhöhten Durchlässigkeit der Blutgefäße, sodass das Blut quasi darin „versackt" und dem Kreislauf nicht mehr zur Verfügung steht. Anzeichen eines drohenden allergischen Schocks sind:

- ○ kribbelndes Gefühl im Mund, am Gaumen, an Händen oder Füßen
- ○ Rötungen und Schwellungen der Haut, die über die normale Reaktion etwa bei einem Wespenstich hinausgehen
- ○ Atemnot durch Anschwellen der Schleimhaut in Mund und Rachen
- ○ schneller Herzschlag und Blutdruckabfall

Wenn schwere Allergien bei Ihrem Kind bekannt sind, z. B. auf Bienen- oder Wespengift, haben Sie vermutlich bereits ein Notfallset – setzen Sie es bei ersten Anzeichen von Allgemeinreaktionen (Atem- oder Kreislaufprobleme) ein, wie Sie es in den Schulungen gelernt haben. Falls Sie noch keine solche Schulung gemacht haben: Fragen Sie Ihren Kinderarzt oder Ihre Krankenkasse danach. Sie empfiehlt sich unbedingt. Das Adrenalin wird seitlich in den Oberschenkelmuskel gespritzt, das kann auch durch die Kleidung gemacht werden.

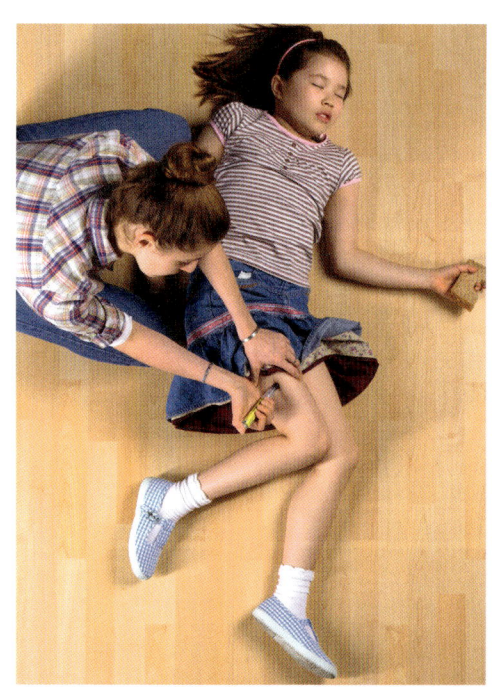

Schock bei Zuckerkrankheit

Wenn bei Ihrem Kind eine mit Insulin behandelte Zuckerkrankheit bekannt ist, können ebenfalls Schockzustände auftreten. Ursache ist i. Allg. eine Unterzuckerung (Hypoglykämie), weil die gespritzte Insulinmenge zu hoch war bzw. das Kind nach dem Spritzen nicht genug gegessen hat. Auch akute Infektionen können dazu führen, dass eine eigentlich exakt berechnete Insulindosis plötzlich zu hoch ist. Anzeichen umfassen Zittern, Schwitzen, Unruhe, Herzrasen – wird die Ursache nicht behandelt, kann es zu Bewusstlosigkeit, teilweise mit Krampfanfällen kommen.

Führen Sie bei Verdacht auf eine Unterzuckerung zunächst eine Blutzuckerbestimmung mit Teststreifen durch. Wenn sich der Verdacht bestätigt, geben Sie dem Kind etwas Zuckerhaltiges zu trinken, z. B. Orangensaft. Achtung: Mit Süßstoff gesüßte Getränke sind dazu nicht geeignet. Verständigen Sie anschließend den Notruf.

INFO

Zu hoher Blutzucker

Zu hohe Blutzuckerwerte (Hyperglykämie) führen i. Allg. nicht zu einem klassischen Schock. Meistens entwickelt sich die Symptomatik eher schleichend, obwohl das im Akutfall, wenn die Diagnose noch nicht gestellt ist, anders aussehen kann. Erste Anzeichen können sein:

❍ vermehrtes Wasserlassen
❍ vermehrter Durst
❍ Kopf- und Bauchschmerzen
❍ Benommenheit

Trotzdem muss die Hyperglykämie natürlich behandelt werden: Als Erstmaßnahme bestimmen Sie den Blutzucker, wenn ein Diabetes bekannt ist, und geben Sie ggf. Insulin, wie in den Schulungen besprochen. Verständigen Sie anschließend den Notruf. Ist kein Diabetes bekannt, sollten die angegebenen Symptome Anlass sein, den Kinderarzt aufzusuchen.

Störungen der Atmung

Die Atmung sorgt dafür, dass Luft und damit Sauerstoff, der für die Vorgänge im Körper gebraucht wird, in den Blutkreislauf gelangt. Die Luft, die man einatmet, gelangt über den Mund-Nasen-Rachen-Raum durch den Kehlkopf, die „Eintrittspforte" zu den Atemwegen, in die Luftröhre und von dort über die sich immer weiter verzweigenden und schmaler werdenden Bronchien bis in die kleinen Lungenbläschen (Alveolen). Direkt an den Lungenbläschen vorbei verlaufen kleinste Blutgefäße der Lunge (Lungenkapillaren). Während das Blut in den Kapillaren an den Alveolen vorbeifließt, wandert der Sauerstoff aus der eingeatmeten Luft von den Lungenbläschen in die Blutgefäße und dort in die roten Blutkörperchen. Gleichzeitig gelangt Kohlendioxid, ein Endprodukt des Stoffwechsels aus den Organen, in die Lungenbläschen und wird von dort über die Ausatemluft abtransportiert.

Ohne Atmung gelangt also kein Sauerstoff ins Blut, und die Organe können nicht mehr korrekt arbeiten. Umgekehrt sammeln sich Abfälle des Stoffwech-sels wie beispielsweise Kohlendioxid im Körper an und führen ebenfalls zu Schäden an den Organen.

Atemnot – Überblick

Atembeschwerden sind bei Kindern häufig – eine plötzlich auftretende Atemnot ist einer der Hauptgründe für die Alarmierung des Rettungsdienstes in diesem Alter. Das liegt u. a. daran, dass die Atemwege bei Kleinkindern noch einen wesentlich geringeren Durchmesser haben als bei Jugendlichen und Erwachsenen. Beträgt bei Erwachsenen der Durchmesser der Luftröhre knapp 2 cm, so ist er bei Kleinkindern nur knapp 1 cm – und die Bronchien sind sogar noch enger. Die kindlichen Atemwege können daher schnell durch Fremdkörper verlegt werden, aber auch Schleimhautschwellungen, wie sie bei Infekten der oberen Atemwege häufig vorkommen und die Luftwege einengen, wirken sich wesentlich stärker aus. Außerdem ist bei Kindern der Sauerstoffbedarf – relativ zum Körpergewicht – nahezu doppelt so hoch wie bei Erwachsenen.

Insgesamt entwickelt sich bei Kleinkindern wesentlich schneller ein Sauerstoffmangel als bei Erwachsenen – und umso schneller, je kleiner das Kind ist. Wenn Sie den Eindruck haben, dass Ihr

INFO

Blockierte Atemwege

Warum Blockierungen der Atemwege gefährlich sind und vermieden werden müssen, wie unter „Lebensrettende Maßnahmen" (s. S. 10 ff.) beschrieben, wird nun auch klar. Der lebensnotwendige Sauerstoff hat keine andere Möglichkeit, in die Lunge zu gelangen, als über eben diese Atemwege: blockierte Atemwege → Sauerstoffmangel → Erstickung.

Kind nur schwer Luft bekommt, verständigen Sie den Notruf 112.
Anzeichen für Atemstörungen bzw. Sauerstoffmangel sind:

❍ krächzende Geräusche beim Ein- und/oder Ausatmen, oft schon aus großer Entfernung zu hören
❍ sichtbar angestrengte, beschleunigte Atmung
❍ bläuliche Verfärbung der Haut (Spätzeichen!)
❍ zunehmende Schläfrigkeit (Alarmzeichen!)

TIPP

Lassen Sie Ihr Kind entscheiden

Zwingen Sie ein Kind mit Atemnot nicht, sich hinzulegen – es nimmt von sich aus die geeignetste Körperhaltung ein, in der es am besten Luft bekommt. Wenn es sich gegen Maßnahmen wehrt, vermehrt das nur den Sauerstoffbedarf und verstärkt die Atemnot.

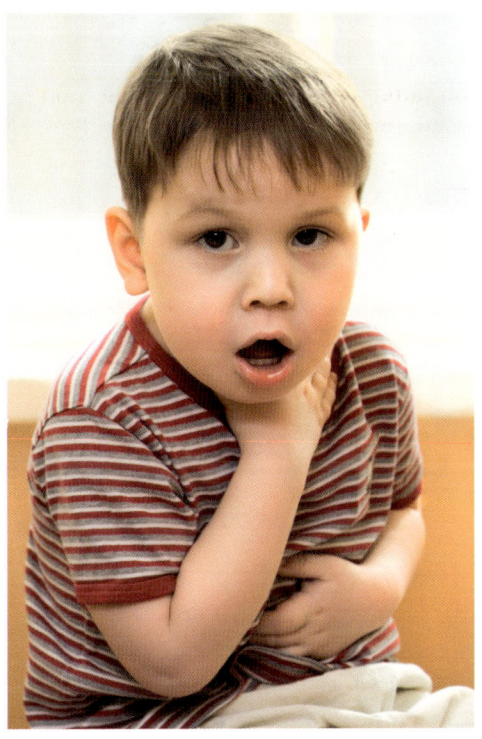

Neben Fremdkörpern in den Atemwegen (s. S. 69 ff.) sind Infekte die häufigste Ursache von Atemstörungen bei Kleinkindern, und hier führt der Pseudokrupp die „Hitliste" an.

Pseudokrupp

Ein Pseudokrupp entsteht i. Allg. durch einen Virusinfekt und betrifft Kehlkopf und Luftröhre.

Symptome

Häufig leidet das Kind schon einige Tage an einem Infekt der Atemwege. Der tatsächliche Pseudokruppanfall tritt dann fast nur nachts auf, nicht am Tage, und v. a. in den Herbst- und Wintermonaten.

INFO

Krupp = Pseudokrupp

Nicht unbedingt logisch, aber Tatsache: Unter dem „Krupp" versteht man heute das gleiche Krankheitsbild wie „Pseudokrupp".

Die unterschiedlichen Namen stammen aus der Zeit, als die Diphtherie noch eine häufige Infektionserkrankung war – damals wurde die Kehlkopfentzündung, die bei Diphtheriepatienten auftrat, als „echter Krupp" bezeichnet. Heute ist das Auftreten einer Diphtherie durch Impfungen selten geworden, und mithilfe von Antibiotika kann sie ggf. im Frühstadium behandelt und die schwere Kehlkopfentzündung vermieden werden. So ist es allmählich zu einer Verschmelzung der beiden Begriffe gekommen.

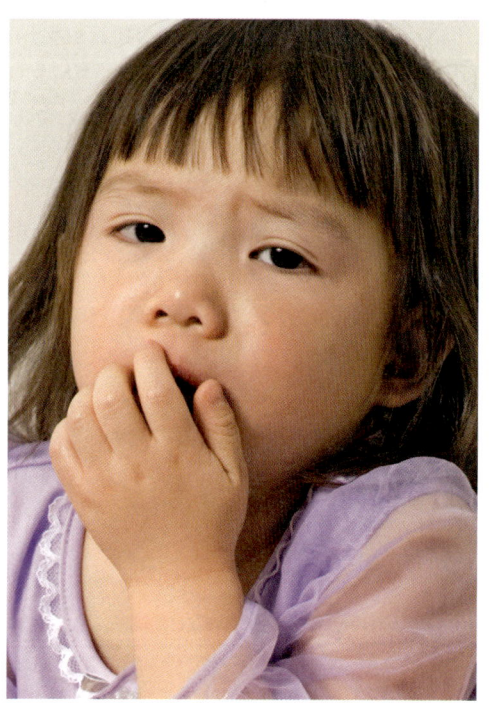

Die Anzeichen können dramatisch erscheinen:

❍ kurz abgehackter, bellender Husten aus dem Bauch heraus
❍ pfeifendes Geräusch beim Einatmen
❍ beschleunigte Atmung

Dazu kommt evtl. eine leichte Temperaturerhöhung.

Erstmaßnahmen

Wenn die Symptomatik das erste Mal auftritt: Rufen Sie den Rettungsdienst unter 112 – Sie können nicht sicher wissen, wie sich die Beschwerden weiterentwickeln. Folgende Maßnahmen können Sie bis zum Eintreffen der Helfer anwenden:

❍ Reden Sie Ihrem Kind gut zu, es hat Angst und weiß nicht, was mit ihm los ist. Versuchen Sie, es zu beruhigen – Stress erhöht den Sauerstoffbedarf. Versichern Sie ihm, dass es nicht ersticken muss. Ein Schlaflied oder eine Spieluhr können helfen, heutzutage oft auch Fernsehen oder eine DVD mit dem Lieblingszeichentrickfilm.

Dazu allerdings müssen auch Sie selbst ruhig sein – deshalb wie im ersten Kapitel (s. S. 5 ff.) geschildert: Holen Sie also zuallererst einmal tief Luft und atmen Sie dann langsam wieder aus.

○ Setzen Sie das Kind auf – bzw. meist wird es das von selbst tun – und nehmen Sie es auf den Schoß.

○ Kalte, feuchte Luft wirkt abschwellend, öffnen Sie also ein Fenster oder gehen Sie mit dem – warm eingepackten – Kind auf den Balkon oder auch kurz ums Haus.

○ Wenn das Kind darauf nicht gut reagiert, sorgen Sie für eine Anfeuchtung der Raumluft. Am einfachsten geht das, indem Sie im Bad das heiße Wasser laufen lassen oder in der

INFO

Vorsicht Kehldeckelentzündung

Eine Kehldeckelentzündung (Epiglottitis) sieht im Gegensatz zum Pseudokrupp häufig wenig dramatisch aus, ist aber tatsächlich gefährlich. Sie wird von einem Bakterium (*Haemophilus influenzae* Typ B, HIB) hervorgerufen. Durch die Infektion schwillt der Kehldeckel so stark an, dass er im Extremfall den Kehlkopfeingang verlegt und keine Luft mehr in die Lunge gelangen kann. Seit es eine wirksame Impfung gegen HIB gibt, ist die Epiglottitis glücklicherweise selten geworden.

Hinweise auf eine Epiglottitis – im Gegensatz zum Pseudokrupp – sind:

○ kein oder nur geringer Husten
○ leise, kloßige Sprache
○ hohes Fieber (meist über 39 °C)
○ Halsschmerzen, Schluckbeschwerden, Speichelfluss
○ akut einsetzende Symptomatik

Außerdem kann eine Epiglottitis zu jeder Uhrzeit und während des ganzen Jahres auftreten. Beim geringsten Verdacht verständigen Sie den Notruf 112. Versuchen Sie nicht, den Hals oder Rachen zu inspizieren – das kann die Schwellung verstärken. Einzige Maßnahme bis zum Eintreffen des Notarztes: kalte Umschläge um den Hals oder Eisstückchen zum Lutschen geben.

Küche einen Topf mit Wasser aufsetzen und zum Kochen bringen. Öffnen Sie dabei das Fenster.

○ Kleine Schlucke eines kalten Getränks (Mineralwasser) können ebenfalls helfen, allerdings sollte sich das Kind dafür schon etwas beruhigt haben.

Wenn Ihr Kind bereits häufiger unter Pseudokruppanfällen gelitten hat, kennen Sie vermutlich die Erstmaßnahmen und haben Medikamente (Kortisonzäpfchen) im Haus. Wenn sich allerdings der Anfall nach 30 Minuten nicht deutlich gebessert hat oder die Beschwerden stärker sind, als Sie sie kennen: Verständigen Sie den Rettungsdienst.

Asthma

Die Häufigkeit von Asthmaerkrankungen im Kindesalter hat in den letzten Jahren zugenommen, heute leiden etwa zehn Prozent aller Kinder unter der einen oder anderen Form eines Asthmas. Ursachen sind häufig allergische Reaktionen, aber auch starke körperliche Anstrengungen, Kälte-Asthma und Asthma durch Luftschadstoffe kommen vor.

Asthmaanfall - Symptome

Bei einem akuten Asthmaanfall ziehen sich beim Ausatmen die Muskeln in den Bronchien zusammen, sodass diese sich verengen und die Luft nicht hinausgelangen kann - betroffene Kinder beschreiben das als „ein Luftballon, der immer mehr aufgeblasen wird".

Es kommt dann durch die sich immer weiter ansammelnde Luft zu einer Überblähung der Lunge. Außerdem bilden die Schleimdrüsen in den Atemwegen ein zähes Sekret, das erst nach dem Anfall abgehustet werden kann. Insgesamt entsteht für das Kind subjektiv das Gefühl einer starken Atemnot. So erkennen Sie einen Asthmaanfall:

○ pfeifendes Geräusch beim Ausatmen - das Einatmen ist zumindest zu Beginn nicht gestört
○ Atemnot
○ bläuliche Verfärbung von Gesicht und Lippen

Asthmaanfall - Erstmaßnahmen

Ein Asthmaanfall sieht meistens schlimmer aus, als die Situation tatsächlich ist. Trotzdem haben die Kinder subjektiv das Gefühl, nicht mehr atmen zu können, und dementsprechend Angst. Die Angst wiederum kann den Anfall verstärken, sodass ein Teufelskreis entsteht. Erste Maßnahmen sind dementsprechend auch hier wieder:

○ Beruhigen Sie Ihr Kind (und zuerst sich), nehmen Sie es auf den Schoß, wenn es möchte.

○ Wenn ein solcher Anfall das erste Mal auftritt: Rufen Sie den Notdienst.

○ Das Kind sollte sich mit aufrechtem Oberkörper hinsetzen oder -stellen und sich mit den Händen auf einem Tisch oder einer anderen festen Unterlage abstützen.

TIPP

Dosier-Aerosol: Anwendung zeigen lassen

Lassen Sie sich die korrekte Anwendung von Dosier-Aerosolen in der Praxis Ihres Kinderarztes oder in der Apotheke zeigen. Wenn das Medikament nicht richtig angewendet wird, d. h. Sprühstoß gleichzeitig mit dem Einatmen, verteilt es sich im Mund und im Rachen und nützt dort gar nichts. Das kann, gerade bei einem Anfall, manchmal schwierig sein, schon für Erwachsene, erst recht für Kleinkinder. Dafür gibt es Inhalationshilfen, sog. Spacer, die auf das Mundstück aufgesetzt werden. In diesem Spacer bildet sich beim Sprühstoß ein feiner Medikamentennebel, der dann anschließend eingeatmet wird. Fragen Sie den Kinderarzt danach.

○ Es soll versuchen, die Luft nicht auf einmal auszuatmen, sondern schubweise kleine Mengen Luft hintereinander. Dabei nicht durch den weit geöffneten Mund ausatmen, sondern die Lippen spitzen und gegen diesen Widerstand ausatmen – die sog. Lippenbremse. Machen Sie das mit dem Kind zusammen – das erwachsene Vorbild hilft ihm.

Wenn bei Ihrem Kind eine Asthmaerkrankung bekannt ist, haben Sie vermutlich – möglicherweise auch mit ihm zusammen – eine Schulung zu Atemtechniken mitgemacht. Außerdem gibt es vermutlich Medikamente, die dem Kind für einen Anfall verschrieben wurden: Setzen Sie sie ein, meistens handelt es sich um Sprühflaschen, sog.

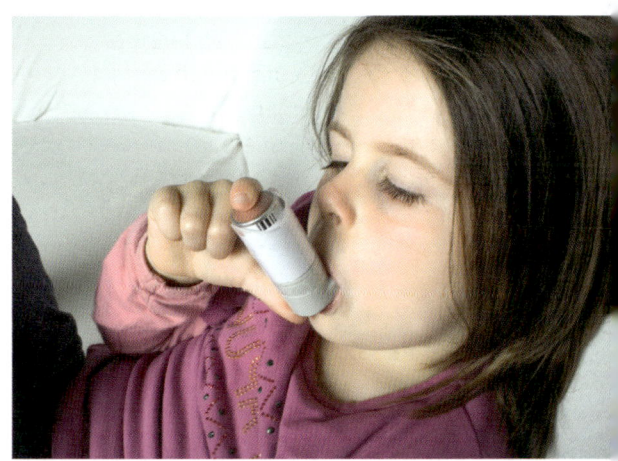

Dosier-Aerosole. Das Mundstück dieses Aerosols nimmt das Kind in den Mund und umschließt es mit den Lippen. Wenn es einatmet, sprühen Sie oder sprüht sich das Kind selbst eine Dosis des Medikaments in die Atemwege. Danach möglichst nicht gleich wieder ausatmen, sondern das Aerosol kurz wirken lassen. Möglicherweise haben Sie auch Notfallzäpfchen, die gerade bei kleineren Kindern, die mit der richtigen Atemtechnik Probleme haben, sinnvoll sein können.

Verletzungen und Wunden

Viele Notfälle bei Kleinkindern entstehen durch Verletzungen beim Spielen oder im Haushalt, Verkehrsunfälle sind in dieser Altersgruppe seltener. So fallen Kinder die Treppe hinunter, vom Klettergerüst auf dem Spielplatz, turnen in der Wohnung herum, ziehen dabei auch gern an einem Kochtopfgriff oder an einer Tischdecke. Sie greifen sich herumliegende Scheren oder Messer etc., sie fahren mit dem Roller oder dem Laufrad und stürzen – die Gelegenheiten, sich eine Verletzung zuzuziehen, sind geradezu unendlich.
Damit sollen Sie nicht verschreckt, sondern möglicherweise sensibilisiert werden gegenüber der Gefahrenstelle „Wohnung, Haus und Garten", in der

man sein Kind eigentlich für sicher hält. Einige Unfälle lassen sich durch entsprechende Sicherheitsvorkehrungen vermeiden. Initiativen wie z. B. die Bundesarbeitsgemeinschaft „Mehr Sicherheit für Kinder" können helfen, Umgebungen kindersicher zu gestalten (www.kindersicherheit.de).

Falls es aber doch passiert, finden Sie im folgenden Text Informationen zu den häufigsten Verletzungen im Kindesalter und passende Erstmaßnahmen.

Geschlossene Verletzungen

Prellungen, Verstauchungen und Quetschungen können äußerst schmerzhaft sein – falls Sie sich beispielsweise schon einmal einen Finger in einer zufallenden Tür eingeklemmt oder beim Sport einen Ball in die Rippen bekommen haben, wissen Sie das. Und ein Kleinkind kann noch nicht abschätzen, warum es plötzlich wehtut, hat daher Angst und schreit umso lauter.

Grundsätzlich hilft bei diesen geschlossenen Verletzungen zunächst einmal schnelle Kühlung. Am einfachsten sind Handtücher o. Ä, die Sie unter kaltes Wasser halten, auswringen und dann auf die schmerzende Stelle auflegen. Nach etwa zehn Minuten erneuern Sie die Kompresse. Fertige „Coolpacks", wie sie bei Sportverletzungen eingesetzt werden, können ebenfalls helfen, aber der bekannte Beutel mit tiefgefrorenen Erbsen aus dem Gefrierschrank tut es genauso. Wickeln Sie ihn aber vorher in ein Tuch ein – niemals Eis direkt mit der Haut in Kontakt bringen, das kann zu Erfrierungen führen.

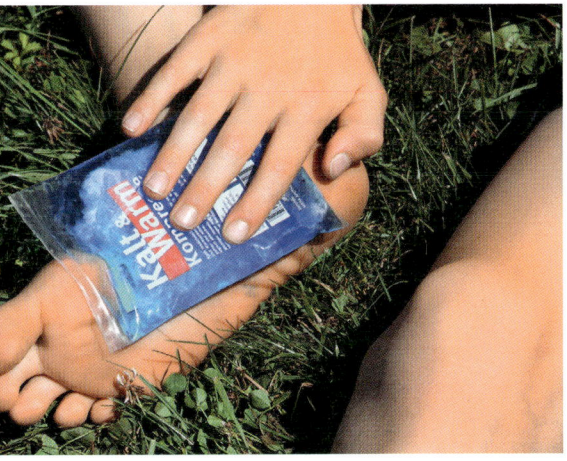

Die zweite Maßnahme ist, wenn möglich, Hochlagern, also bei Verletzungen von Händen, Armen, Füßen bzw. Beinen. Wenn Sie Arnikasalbe im Haus haben, können Sie außerdem geschlossene Wunden damit einreiben, wenn das Kind das toleriert. Häufig trägt das sanfte Einmassieren auch zu seiner Beruhigung bei.

Sie müssen bei diesen Verletzungen nicht generell oder jedenfalls nicht sofort zum Arzt. Klagt das Kind allerdings anhaltend über Schmerzen oder geht eine Schwellung nicht nach ein oder zwei Tagen zurück, sollten Sie doch den Kinderarzt konsultieren – möglicherweise liegen tiefere Verletzungen vor, die von einem Fachmann behandelt werden müssen.

Etwas anderes sind Verstauchungen – dabei werden die Bänder, die ein Gelenk normalerweise in seiner Stellung sichern, überdehnt. Bekanntestes Beispiel ist das „Umknicken", bei dem die Bänder des Sprunggelenks betroffen sind. Die Erstversorgung können Sie vornehmen wie beschrieben, aber eine Untersu-

INFO

Sonderfall Verrenkung

Von einer Verrenkung (Luxation) spricht man, wenn die Verbindung zwischen zwei Knochen, das Gelenk, ebenfalls verletzt ist. Dabei ist normalerweise das Ende des einen Knochens (der Gelenkkopf) aus der Vertiefung des anderen Knochens (der Gelenkpfanne) herausgesprungen. Das betroffene Gelenk ist stark geschwollen und seine Form deutlich verändert. Die Bänder, die das Gelenk umgeben, sind meistens überdehnt oder sogar gerissen. Oft hat das Kind starke Schmerzen.

TIPP

Engelchen flieg?

Eine besondere Form der Ellenbogenverrenkung kann bei Kindern bis etwa zum sechsten Lebensjahr auftreten, wenn ein starker Zug auf Hand und Unterarm ausgeübt wird – etwa wenn das Kind schnell aus einer Gefahrenzone weggerissen werden soll, beim „Engelchen-flieg-Spiel", bei dem Kinder am Arm im Kreis gedreht werden, oder wenn ältere Geschwister oder Freunde ein kleines Kind von ihrem Spielzeug wegziehen wollen. Bei all diesen Vorgängen wird das sog. Radiusköpfchen, der obere Teil des Speichenknochens, aus dem Ellenbogengelenk ausgerenkt. Das Kind kann den Arm dann nicht mehr heben, er erscheint gelähmt.
Die Verletzung kann der Kinderarzt normalerweise einfach wieder einrenken, trotzdem sollte man, wenn möglich, bei kleineren Kindern einen solchen heftigen Zug an der Hand nach oben vermeiden.

chung beim Arzt sollte klären, ob durch die Überdehnung möglicherweise Bänder gerissen sind oder weitere Verletzungen vorliegen. Das ist allerdings kein Notfall, der sofort versorgt werden muss – in der Nacht oder am Wochenende können Sie also die üblichen Praxissprechzeiten abwarten. Dies gilt nicht, wenn das Kind anhaltend über Schmerzen klagt oder der Verdacht auf eine Verrenkung besteht.

Bei einer solchen Gelenkverletzung müssen Sie zum Arzt, und zwar gleich – er wird vermutlich röntgen, um einen Knochenbruch auszuschließen, und dann ggf. das Gelenk wieder einrenken. Es kann sein, dass Ihr Kind dafür eine Narkose braucht – geben Sie ihm also in diesem Fall nichts zu essen, auch keinen Lolli zum Trösten, und nur kleine Schlucke zu trinken oder einen Eiswürfel zum Lutschen.

Offene Verletzungen

Die meisten offenen Wunden bei Kindern sind Schürf- oder kleine Schnittwunden. Die erste Wundversorgung besteht hier aus:

○ reinigen, ggf. Fremdkörper aus der Wunde entfernen
○ desinfizieren
○ verbinden

Bei stark blutenden Wunden gehen Sie vor, wie im Abschnitt „Blutungen" (s. S. 47 ff.) beschrieben.

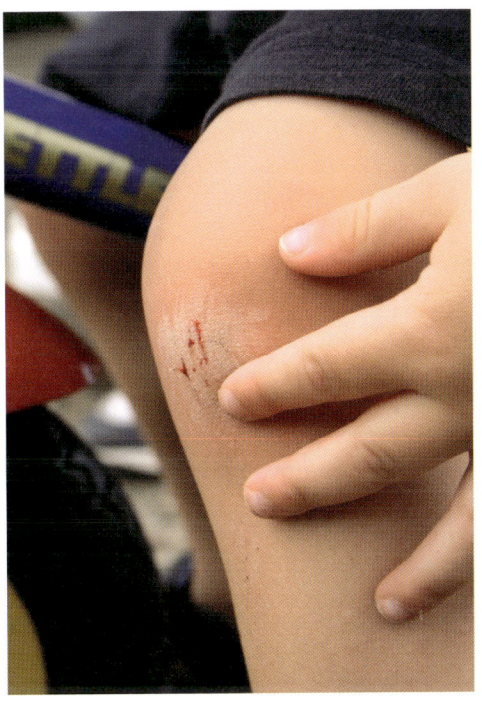

Wundreinigung

Eine Wunde reinigen Sie am besten und einfachsten mit lauwarmem Leitungswasser – das hat in Deutschland Trinkwasserqualität und kann gefahrlos verwendet werden. Wenn Sie dabei trotzdem Bedenken haben, können Sie auch Mineralwasser – ohne irgendwelche Zusätze – nehmen. Halten Sie die Wunde zunächst unter fließendes Wasser, nehmen Sie dazu den Duschkopf, sollte das sonst nur unter

Verkehrsunfall

Glücklicherweise sind Verkehrsunfälle mit Beteiligung von Kleinkindern relativ selten – trotzdem sollten Sie wissen, worauf Sie achten müssen, wenn Sie ein verletztes Kind für eine erste Einschätzung untersuchen. Vor allem anderen kommen ggf. allgemeine Maßnahmen zur Sicherung einer Unfallstelle und natürlich auch die ABC-Regel – danach folgen von oben nach unten:

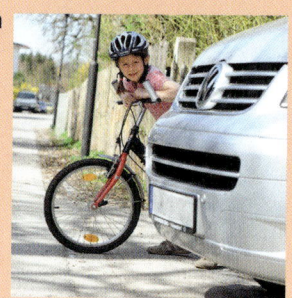

- ○ Kopf: Tasten Sie ihn nach Beulen, offenen Wunden oder Schwellungen ab.
- ○ Oberkörper/Arme: Prüfen Sie den Schultergürtel, indem Sie zunächst nacheinander von beiden Seiten kräftig gegen die Schulter drücken. Danach kommt das Schlüsselbein: Fühlen Sie Brüche, beispielsweise in Form von Stufen im Knochen, oder Ausrenkungen? Tasten Sie anschließend die Arme ab, besonders die Gelenke.
- ○ Rumpf: Drücken Sie von beiden Seiten gleichzeitig gegen die Rippen. Schmerzen deuten auf eine Prellung hin, seltener auf einen Bruch. Tasten Sie dann den Bauch ab. Bauchverletzungen sind allerdings häufig von außen kaum zu erkennen.
- ○ Beine: Tasten Sie die Beine von Oberschenkel in Richtung Fuß ab, achten Sie auch hier auf die Gelenke.

Ziehen Sie das Kind vor der Untersuchung so weit wie möglich aus bzw. schieben Sie Ärmel, Hosenbeine etc. hoch. Schauen Sie auch unter T-Shirt und Hosenbund. Achten Sie darauf, ob Sie Schwellungen oder offene Verletzungen sehen. Fragen Sie das Kind bei den einzelnen Untersuchungsschritten, ob es Schmerzen hat. Fordern Sie das Kind dann auf, Arme, Beine, Hände und Füße zu bewegen – ist das möglich, treten dabei Schmerzen auf? Diese Untersuchung dauert nur ein bis zwei Minuten, und Sie können damit schon einen ersten Überblick gewinnen und weitere Entscheidungen treffen.

Schwierigkeiten möglich sein. Falls sichtbare Schmutzpartikel damit nicht ausreichend entfernt werden, können Sie mit einer sterilen Kompresse aus der Hausapotheke (s. Spezialseite 76) von innen nach außen kleine Fremdkörper wie Steine, Splitter, Laub etc. entfernen.

Wunddesinfektion

Wenn die Wunde gereinigt ist, können Sie sparsam (!) Desinfektionsmittel verwenden – Sie müssen es aber nicht. Bei kleineren Wunden, die Sie selbst versorgen, wird normalerweise das körpereigene Immunsystem des Kindes selbst mit Erregern fertig, die in die Wunde gelangt sein könnten. Und falls die Wunde geblutet hat: Mit dem austretenden Blut reinigt sich die Wunde schon selbst.

Außerdem können alkoholhaltige Desinfektionsmittel, die ansonsten sehr gut verträglich sind, brennen – und ein Kind, das sich gerade verletzt hat, ist meistens besonders schmerzempfind-

TIPP

Finger weg von großen Fremdkörpern

Wenn größere Fremdkörper tief in einer Wunde stecken, z. B. Glassplitter, dann sollten Sie sie lassen, wo sie sind. Decken Sie die Wunde plus Fremdkörper mit Kompressen ab, bilden mit Mullbinden ein Polster um den Fremdkörper, das genauso hoch ist wie dieser, umwickeln dieses Polster mit einem Verband und fahren mit dem Kind ins Krankenhaus oder rufen den Rettungsdienst.

Hintergrund: Wenn Sie einen Fremdkörper einfach aus der Wunde ziehen, können Sie sie vergrößern – Sie wissen ja nicht, wie es unter dem Fremdkörper aussieht, wie groß er ist, welche Form er hat etc. Außerdem ist es möglich, dass der Fremdkörper ein verletztes Blutgefäß so abdrückt, dass keine größere Blutung auftritt. Entfernen Sie den Fremdkörper, kommt es u. U. zu einer nicht beherrschbaren Blutung.

TIPP

Tetanusschutz vorhanden?

Wenn Ihr Kind sich eine offene Wunde zugezogen hat und Sie nicht sicher sind, ob es noch vor einer Tetanusinfektion geschützt ist, rufen Sie Ihren Kinder- oder Hausarzt an und fragen Sie nach. Falls Sie mit dem Kind in die Klinik fahren, nehmen Sie seinen Impfpass mit.

lich. Desinfektion ersetzt auf keinen Fall die vorherige Reinigung der Wunde mit Wasser. Achtung: Die beliebten octenidinhaltigen Lösungen können bei unsachgemäßer Anwendung zu schweren Gewebeschäden führen – lassen Sie die Finger davon. Alte „Hausmittel" wie Öl, Mehl o. Ä. gehören auf keinen Fall und niemals in eine Wunde.

Wundverband

Zu guter Letzt wird die Wunde verbunden. Bei kleineren Wunden reicht dazu meistens ein normales, luftdurchlässiges Pflaster in passender Größe. Bunte Kinderpflaster sind beliebt, wenn auch medizinisch nicht notwendig – allerdings „versüßen" sie dem Kind die Behandlung. Das Pflaster sollte mindestens einmal täglich gewechselt werden, darum achten Sie darauf, dass das Pflaster sich einfach wieder ablösen lässt, ohne zu „ziepen". Auf größere Wunden kommt zunächst eine sterile Kompresse, darüber wird eine Mullbinde gewickelt.

Praktisch sind Verbandpäckchen, wie sie auch im Kfz-Verbandskasten enthalten sind – sie kombinieren Wundauflage mit Verband. Wund- und Heilsalben gehören, wenn überhaupt, erst auf die Wunde, wenn sich darüber ein Schorf gebildet hat.

Oft hört man, dass Wunden am besten an der Luft heilen – das stimmt nur eingeschränkt. Zwar bildet sich auf der Wunde relativ schnell eine Schorfbedeckung, die sie schützt, aber gerade kleinere Kinder kratzen diesen Schorf gern ab, auch weil die heilende Wunde stark jucken kann. Und ein abgekratzter Schorf nützt nichts, eher kann das Kind sich die Wunde noch tiefer aufkratzen. Wenn Sie möchten, können Sie probieren, wie Ihr Kind ohne Pflaster zu-

INFO

Wann zum Arzt mit einer offenen Wunde?

Es gibt offene Wunden, mit denen Sie auf alle Fälle zum Arzt oder in die Klinik müssen, weil genäht werden muss oder starke Infektionsgefahr besteht. Dazu gehören stark blutende Wunden (s. S. 47 ff.), große (etwa über 1 cm) oder tief reichende (Schnitt-)Wunden, Wunden am Kopf oder im Gesichtsbereich, Wunden durch Tierbisse und wenn kein Tetanusschutz besteht. Auch hier: Impfpass mitnehmen. Außerdem hängt es ein bisschen von Ihrer Erfahrung ab, ob Sie mit einer Wunde selbst zurechtkommen. Im Zweifelsfall aber gehen Sie zum Arzt.

rechtkommt – wenn es die Wunde aber nicht in Ruhe lässt, muss sie abgedeckt werden. Ausnahmen sind oberflächliche Schürfwunden, die ohne Pflaster auskommen können.

Wundinfektionen

Wenn Ihr Kind mit einer Wunde nach der Erstversorgung über zunehmende Schmerzen klagt, wenn der Bereich um die Wunde gerötet und geschwollen ist und sich deutlich wärmer anfühlt als die Umgebung, kann es sich um eine Wundinfektion handeln. Geschwollene Lymphknoten am Hals, in der Leiste oder am Ellenbogen und Allgemeinbeschwerden wie Fieber, Schweißausbrüche und Schüttelfrost sind ein Spätzeichen und deuten auf eine Blutvergiftung hin. Warten Sie nicht so lange, sondern gehen Sie schon bei den ersten Anzeichen mit dem Kind zum Arzt oder ins Krankenhaus.

Knochenbrüche

Ein Kind mit einem Knochenbruch muss ins Krankenhaus – das ist logisch, werden Sie sagen. Allerdings muss man dazu erst einmal wissen, dass tatsächlich etwas gebrochen ist, und gerade bei Kindern gibt es Knochenbrüche (Frakturen), die leicht übersehen werden können.

Hinweise auf einen möglichen Knochenbruch nach einem Sturz sind:

○ starke Schmerzen im betroffenen Bereich (Hand, Fuß, Arm, Bein, Schulter)
○ fehlende oder verminderte Belastbarkeit von Arm oder Bein
○ deutliche Deformierungen unter der Haut

Allerdings müssen diese Symptome nicht auftreten – etwa jedes zehnte Kind mit einem Knochenbruch kann den Bruch noch belasten, manche Kinder laufen sogar mit einem (an)gebrochenen Bein herum. Oft sind das sog. Grünholzfrakturen, bei denen nur der Knochenschaft selbst verletzt und die ihn umgebende Knochenhaut noch intakt ist. Diese Art von Knochenbrüchen tritt nur bei Kindern auf und ist in Anlehnung an junges Holz benannt, das auch nur im Inneren brechen kann, während die Rinde intakt bleibt.

Die Erstmaßnahmen bei Verdacht auf einen gebrochenen Knochen sind ähnlich wie bei „Geschlossene Verletzungen" (s. S. 36 ff.) beschrieben: Stellen Sie Arm oder Bein ruhig. Ein (möglicherweise) gebrochenes Bein stützen Sie am besten von beiden Seiten mit zusammengerollten Decken oder Kissen ab; ein Arm kann mit einer Dreieckstuchschlinge gesichert und hochgelagert werden. Versuchen Sie sich nicht daran, Arm oder Bein zu schienen: Wenn das nicht fachmännisch geschieht, fügt es dem Kind unnötige Schmerzen zu und bietet keinerlei Vorteile. Kälteauflagen (Coolpacks, Tiefkühlerbsen, Eiswürfel aus dem Gefrierschrank, jeweils in ein Tuch gewickelt) können die Schmerzen lindern.

TIPP

Ein Beinbruch ist doch „kein Beinbruch"

Rufen Sie bei Verdacht auf ein gebrochenes Bein aber nach der Erstversorgung trotzdem den Rettungsdienst. Transportieren Sie das Kind nicht im eigenen Auto, das kann den Bruch verschlimmern.

Beruhigen Sie das Kind, geben Sie ihm aber kein Schmerzmittel und auch nichts zu essen, bevor Sie nicht mit Ihrem Kinderarzt gesprochen haben: Bei Kindern heilen die meisten Brüche zwar problemlos im Gips, Frakturen im Bereich der Wachstumsfugen, die für das normale weitere Knochenwachstum

notwendig sind, müssen aber operiert werden.

Im Folgenden finden Sie die bei Kindern häufigsten Knochenbrüche und ggf. spezielle Erstversorgungsmaßnahmen. Insgesamt gilt wieder, wie Sie es schon kennen: Im Zweifelsfall gehen Sie mit dem Kind lieber zum Arzt oder in die Notaufnahme.

Arm- und Handbruch

Brüche des Unterarms und Handgelenks sind die häufigsten Frakturen bei Kindern – sie machen mehr als zwei Drittel der Knochenbrüche in diesem Alter aus. Häufig entstehen sie, wenn das Kind stürzt und dabei versucht, sich mit ausgestrecktem Handgelenk abzufangen.

Bei einem gebrochenen Arm setzen Sie das Kind hin und lassen Sie es den gebrochenen Arm im Ellenbogen beugen. Legen Sie ein Polster, z. B. ein gefaltetes Handtuch, zwischen Brust und Arm, den verletzten Arm kann das Kind mit dem gesunden abstützen. Legen Sie dann Arm plus Polster in eine Armschlinge (Dreieckstuch aus der Hausapotheke), verknoten Sie das Ganze an der Schulter und fahren Sie mit dem Kind ins Krankenhaus.

Bei einem Bruch im Handgelenk halten Sie den betroffenen Arm hoch, umwickeln Hand und Gelenk mit einem Wattepolster oder einem weichen Tuch und legen den Arm in eine Dreiecksschlinge wie beschrieben. Dabei sollte die Hand etwas höherliegen als der Ellenbogen, sodass Schwellungen auf diese Weise vermieden werden.

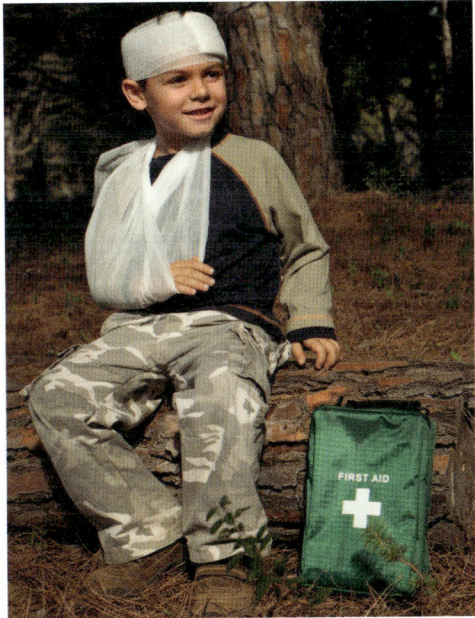

Bei Brüchen im Ellenbogenbereich kann das Kind den Arm nicht beugen – polstern Sie hier nur ab, bewegen Sie das Kind nicht und rufen Sie sofort den Rettungsdienst.

TIPP

Improvisierte Armschlinge
Ist kein Dreieckstuch verfügbar, können Sie mit einem Mantel- oder Jackenärmel improvisieren: Öffnen Sie einen Knopf und lassen Sie das Kind den verletzten Arm in die Öffnung stecken.

Schlüsselbeinbruch
Das Schlüsselbein kann brechen, wenn das Kind direkt auf die Schulter stürzt oder bei einem heftigen Spiel einen Schlag auf die Schulter abbekommt. Ursache kann aber ebenso wie beim Handgelenk auch ein Sturz auf die ausgestreckte Hand sein, bei dem die Energie auf die Schulter weitergeleitet wird. Anzeichen für ein gebrochenes Schlüsselbein sind Schmerzen und Berührungsempfindlichkeit, der Arm der verletzten Seite wird nicht bewegt, und das Kind hält den Kopf zur verletzten Seite geneigt. Möglicherweise fällt Ihnen auch eine gut sichtbare Stufe im Knochen auf.

Lassen Sie das Kind sich hinsetzen, legen Sie den Arm der verletzten Seite schräg über den Brustkorb, sodass die Hand die gesunde Schulter umfasst. Oft reicht es, wenn das Kind den Arm so selbst festhält, sonst können Sie auch eine Armschlinge anlegen. Fahren Sie dann mit dem Kind ins Krankenhaus.

Sonderfall: Sturz auf den Rücken

Eines vorab: Wenn ein Kind auf den Rücken gestürzt ist und über Schmerzen im Nacken- oder Wirbelsäulenbereich klagt, hat es sich mit größter Wahrscheinlichkeit die Wirbelsäule *nicht* gebrochen. Nur etwa fünf Prozent der Verletzungen bei Kindern betreffen die Wirbelsäule, und darin sind auch Band- und Gelenkverletzungen inbegriffen.

INFO

ABC und Seitenlage gehen vor!

Bei bewusstlosen Kindern bzw. bei Kindern, die nicht spontan atmen, gehen Sie auch nach einem Sturz auf den Rücken immer so wie unter „Lebensrettende Maßnahmen" in der ABC-Regel beschrieben (s. S. 11 ff.). Bewusstlose, spontan atmende Kinder werden auf der Seite gelagert. Wenn mehrere Helfer verfügbar sind, kann einer von ihnen den Kopf in Neutralstellung halten (der Kopf bildet dabei eine gerade Linie mit der Wirbelsäule) und beim Drehen mitführen.

Trotzdem ist natürlich Vorsicht besser. Wenn Sie also das Kind nicht aus einer Gefahrenzone retten müssen, stabilisieren Sie es in der Lage, in der Sie es vorgefunden haben, bewegen Sie es nicht und heben Sie es nicht hoch. Erklären Sie dem Kind, dass es ruhig liegen bleiben soll. Am besten stabilisieren Sie den Körper durch zusammengerollte Decken oder Handtücher an beiden Seiten und den Kopf seitlich mit Ihren Händen; ziehen Sie aber nicht daran. Rufen Sie den Rettungsdienst und halten Sie Kopf und Nacken des Kindes weiter unterstützt, bis dieser eintrifft.

Aber: Das gilt nur bei Kindern, die wach und ansprechbar sind und tatsächlich über Schmerzen im Rücken klagen.

Und nach dem Bruch?

Wenn ein Knochenbruch mit einer Schiene oder einem Gips versorgt ist, lassen normalerweise die Schmerzen deutlich nach. Wenn Ihr Kind trotzdem oder wieder über Schmerzen im betroffenen Körperteil klagt, über Kribbeln oder Taubheitsgefühle oder wenn Finger bzw. Zehen bläulich weiß aussehen und sich kalt anfühlen: Nehmen Sie das ernst, verabreichen Sie nicht einfach ein Schmerzmittel, sondern rufen Sie Ihren Kinderarzt oder das Krankenhaus an. Möglicherweise ist der Gips zu eng, drückt auf den Knochen bzw. Nerven oder schnürt ein Blutgefäß ab. In diesem Fall muss der Gips entfernt und neu angelegt werden, sonst kann es zu anhaltenden Schäden kommen.

Insgesamt heilen Knochenbrüche bei Kindern deutlich schneller als bei Erwachsenen, weil ihr Knochenstoffwechsel noch wesentlich aktiver und auf „Aufbau" programmiert ist – im Gegensatz zu dem nachlassenden Knochenstoffwechsel im höheren Alter, bei dem der Knochenabbau überwiegt und es im Extremfall zu einem Knochenschwund (Osteoporose) kommen kann.

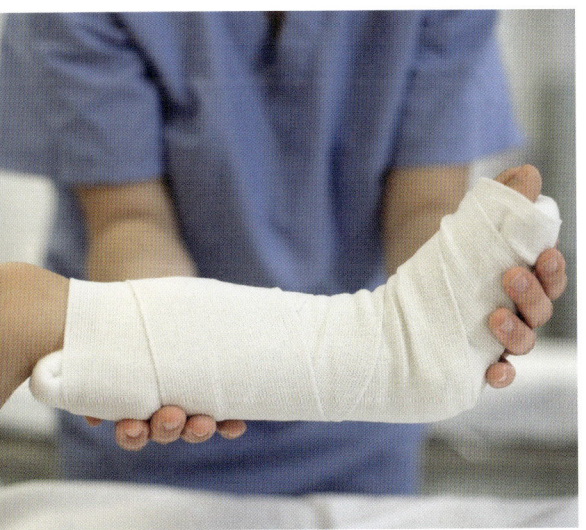

Meist reicht ein Gips für drei bis vier Wochen zur Ruhigstellung. Danach ist normalerweise keine Krankengymnastik notwendig – das Kind sorgt meistens selbst dafür, dass es durch Übung die Muskulatur wieder kräftigt, und ist froh, dass es wieder herumtoben und spielen kann.

INFO

Sonderfall offener Bruch

Bei einem offenen Knochenbruch liegt eine offene Wunde vor, über die ein Teil des Knochens durch die Haut nach außen vordringt. Hier sorgen Sie nur ggf. für Blutstillung, decken die Wunde steril ab und rufen danach den Rettungsdienst. Bewegen Sie Arm oder Bein nicht.

Blutungen und Blutstillung

Stark blutende Wunden am Kopf und an Armen und Beinen werden mit einem Druckverband versorgt. Optimal dafür geeignet sind die Verbandpäckchen aus der Hausapotheke. Sie können aber auch eine Mullbinde oder einige zusammengefaltete Kompressen nehmen. Pressen Sie sie fest (!) direkt auf die Wunde. Keine Angst – so stark, dass Sie etwas verletzen, können Sie gar nicht drücken.

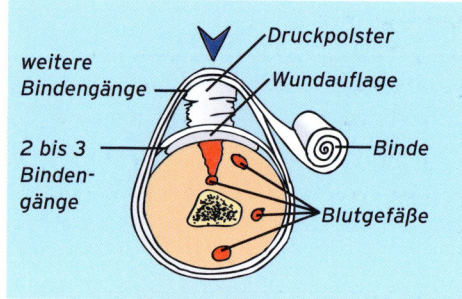

weitere Bindengänge
Druckpolster
Wundauflage
2 bis 3 Bindengänge
Binde
Blutgefäße

Normalerweise bringt der Druck die Blutung zum Stehen. Sichern Sie dann den Druckverband, indem Sie eine weitere Mullbinde fest um das Druckpolster wickeln und es so fixieren. Wenn dieser Verband nach ein paar Minuten durchgeblutet ist, war der Druck nicht stark genug: Wickeln Sie die Binde ab, nehmen Sie ein weiteres Verbandspäckchen, drücken es ebenfalls und stärker auf die Wunde und fixieren es erneut. Ein korrekt angelegter Druckverband stoppt eine Blutung genauso zuverlässig wie das früher praktizierte Abbinden von Gliedmaßen (s. Kasten). Lagern Sie nach der Blutstillung Arm oder Bein hoch und rufen Sie umgehend den Rettungsdienst.

INFO

Abbinden ist out

Vielleicht kennen Sie von früher noch die Regel, dass bei Blutungen an Arm oder Bein oberhalb der Wunde abgebunden werden muss: Vergessen Sie es. Ein wirkungsvolles Abbinden führt dazu, dass Arm oder Bein vollständig von der Blutzufuhr abgeschnitten werden. Dadurch entsteht ein Sauerstoffmangel, der das Gewebe schädigt – im Extremfall kann es dadurch zum Verlust des Armes oder Beines kommen.

Sehr selten kann es sein, dass Sie trotzdem abbinden müssen, z. B. bei einem offenen Knochenbruch, bei dem kein Druckverband möglich ist, oder bei Amputationsverletzungen: Nehmen Sie dazu ein Tuch und wickeln Sie es so fest um Oberschenkel oder -arm, dass kein Blut mehr austritt. Die Haut wird dabei als Zeichen der unterbrochenen Blutversorgung nach kurzer Zeit weiß. Nehmen Sie zum Abbinden keine dünnen Schnüre oder gar Drähte – sie führen zu Haut-, Blutgefäß- und Nervenverletzungen. Abbindungen müssen alle zwei Stunden kurz gelockert werden, um eine Notsauerstoffversorgung für Bein oder Arm zu gewährleisten. Schreiben Sie sich auf, wann Sie abgebunden haben.

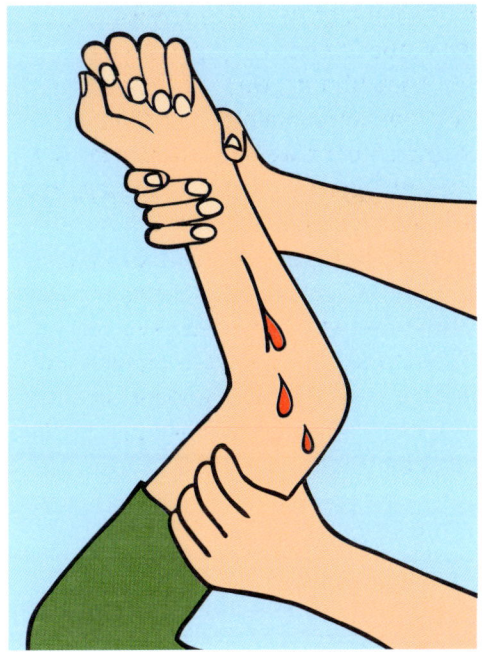

Als Erstmaßnahme können Sie eine Blutung an Armen oder Beinen auch stoppen, indem Sie die zugehörige Schlagader fest abdrücken: Bei Blutungen am Bein ist das die Oberschenkelschlagader in der Leistenbeuge, bei Blutungen am Arm die Oberarmschlagader am inneren Oberarm zwischen den beiden großen Muskeln. Drücken Sie jeweils dort, wo Sie den Puls fühlen, so stark, dass die Blutung zum Stehen kommt. Das ist jedoch keine Dauerlösung, ein Druckverband ist die nächste Maßnahme.

Nasenbluten

Nasenbluten ist normalerweise kein lebensbedrohlicher Notfall, für Kinder und oft auch für Eltern aber beängstigend. Ursachen können ein Sturz, aber auch heftiges Naseputzen und Nasenbohren sein.

Als Erstmaßnahme hilft das kräftige Zusammendrücken der Nasenflügel gegen die Nasenscheidewand und Vorbeugen des Kopfes. Das kann das Kind selbst machen – wenn es ein anderer tut, kann das zu Angstgefühlen führen, das Kind hat das Gefühl, nicht mehr richtig atmen zu können und wehrt sich, und das Nasenbluten wird dadurch eher verstärkt. Dieses Zusammendrücken entspricht übrigens vom Prinzip her dem Druckverband, den Sie schon als Erstmaßnahme bei Blutungen kennengelernt haben. Wenn sicher ist, dass nur eine Seite der Nase blutet, reicht auch das Zudrücken dieses Nasenflügels. Der Druck sollte mindestens fünf, besser zehn Minuten aufrechterhalten werden – danach sollte das Kind für ein paar Stunden die Finger aus der Nase lassen und auch nicht kräftig die Nase putzen. Außerdem helfen eine kalte Kompresse, umwickelte Eisbeutel o. Ä. im Nacken. Dadurch ziehen sich die Blutgefäße zusammen, die für das Nasenbluten verantwortlich sind.

Was gern, aber trotzdem falsch ge-macht wird: bei Nasenbluten den Kopf in den Nacken legen lassen. Das scheint zu helfen – denn es ist keine Blutung mehr zu sehen. Das Nasenbluten selbst wird dadurch aber nicht beeinflusst, das Blut fließt nun in den Rachen und von dort entweder in die Luftröhre, was dann zu heftigem Hustenreiz führt, oder in den Magen. Und Blut im Magen ist eines der stärksten bekannten Brechmittel – das Kind muss sich heftig übergeben, durch diesen Druck verstärkt sich das Nasenbluten. Also Kopf bei Nasenbluten immer nach vorn.

Versuchen Sie nicht, in der Nase mit Taschentüchern, Watte o. Ä. die Blutung zu stoppen. Dabei lösen sich häufig kleine Teile ab, die Sie übersehen oder nicht wieder aus der Nase herausbe-kommen. Im Extremfall können sie sich

TIPP

Wann zum Arzt bei Nasenbluten

Wenn das Nasenbluten länger als etwa 20 bis 30 Minuten anhält, sollten Sie mit dem Kind zum Arzt gehen, möglicherweise muss die Nase aus-tamponiert oder ein kleines Blutgefäß verödet werden.

infizieren und zu eitrigem Ausfluss aus der Nase führen.

Wenn das Nasenbluten nach einem Sturz auftritt und wässrig-dünnflüssig scheint, gehen Sie sofort zum Arzt oder ins Krankenhaus: Das kann ein Anzei-chen für einen Schädelbasisbruch sein.

Blutungen aus dem Mund

Blutungen im Mundbereich können auf-treten, wenn das Kind gestürzt ist und sich dabei aus Versehen auf Zunge oder Lippen gebissen hat. Bei Blutungen der Zunge ziehen Sie diese mit zwei Fingern vorsichtig aus dem Mund und drücken Sie die Blutung mit einer Kompresse fest ab. Auch Blutungen an der Lippe können so gestoppt werden. Wenn diese Blutungen nach etwa fünf Minuten trotzdem nicht aufhören, sollte das Kind ins Krankenhaus, evtl. muss die Wunde genäht werden.

Da bei Verletzungen im Mund die Gefahr besteht, dass Blut in die Luftröhre und in die Lungen gelangt, sollten Sie in diesem Fall das Kind nicht selbst fahren, sondern den Rettungsdienst anrufen. Ist ein ausgeschlagener Zahn Ursache der Blutung, kann ein bleibender Zahn im Prinzip wieder in den Kiefer einge-setzt (replantiert) werden. Dazu legen

Sie den Zahn in eine sog. Zahnrettungsbox, die es in der Apotheke gibt. Wichtig: Reinigen Sie den Zahn nicht und fassen Sie ihn nicht an der Wurzel an. Wenn Sie keine Box haben, können Sie eine saubere Plastiktüte, Gefrierbeutel o. Ä. verwenden und den Zahn mit kalter H-Milch (nur die hocherhitzte Milch ist keimfrei) oder steriler Kochsalzlösung (gibt es ebenfalls in der Apotheke) feucht halten. Danach fahren Sie mit Kind und Zahn sofort zum Zahnarzt oder in eine Zahnklinik. Auch bei größeren ausgeschlagenen Zahnteilen kann eine Replantation versucht werden, die Aufbewahrung des Zahnteils erfolgt wie beschrieben.

Kopfverletzungen

Kopfverletzungen umfassen ein breites Spektrum – von der einfachen Beule an der Stirn bis hin zu einem Schädelbruch.

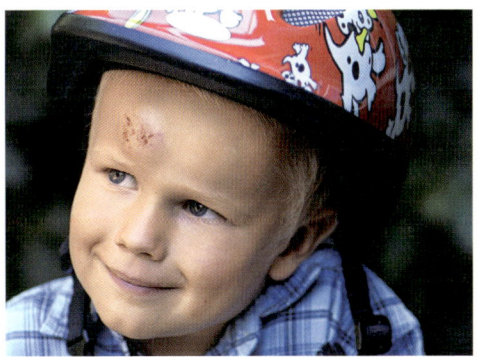

Eine Beule wird gekühlt und das Kind getröstet, nach ein paar Tagen ist die Beule verschwunden. Anders sieht es aus, wenn es sich um eine deutlich größere, weiche, eindrückbare, schwammartige Schwellung unter der Kopfhaut handelt. Das kann eine Blutansammlung sein, die von einem Schädelbruch herrührt. Rufen Sie in diesem Fall den Rettungsdienst – und wenn Sie sich nicht sicher sind, dann auch.

Kopfplatzwunden bluten zwar stark, da die Kopfhaut gut mit Blutgefäßen versorgt ist, sind aber normalerweise nicht gefährlich. Sie müssen allerdings genäht werden und gehören daher zum Arzt oder in die Klinik. Vorher allerdings stillen Sie die Blutung wie bei anderen blutenden Wunden, optimalerweise mit einem Druckverband.

Nach Kopfverletzungen durch einen Sturz oder einen Schlag auf den Kopf kann auch ohne äußerlich sichtbare Wunden eine Gehirnerschütterung, eine Hirnblutung oder ein Schädelbruch vorliegen. Anzeichen, bei denen Sie mit einem Kind nach einer Kopfverletzung zum Arzt oder besser in eine Klinik fahren sollten, sind:

❍ Bewusstlosigkeit unmittelbar nach dem Unfall, auch wenn diese nur kurz war

- starke Kopfschmerzen
- Schwindelgefühl
- Schläfrigkeit, Verwirrtheit, Bewusst-seinsstörungen wie „Wegdämmern", unklare Antworten
- Übelkeit und/oder Erbrechen
- unterschiedlich große Pupillen
- Blutungen aus dem Ohr
- anhaltendes dünnes Nasenbluten

In diesen Fällen muss mit einer Röntgenaufnahme zunächst untersucht werden, ob ein Schädelbruch vorliegt, deshalb ist es meist auch sinnvoller, gleich ins Krankenhaus zu fahren, da die meisten niedergelassenen Kinderärzte nicht über die Möglichkeit zum Röntgen

INFO

Spätsymptome sind möglich

Die beschriebenen Symptome nach einer Kopfverletzung können z. T. auch noch ein paar Tage nach dem Ereignis auftreten. Achten Sie bei dem Kind auf Desorientiertheit, Verwirrung, ungewöhnliche Müdigkeit und zunehmende Kopfschmerzen. Selten können auch Lähmungserscheinungen oder Taubheitsgefühle in Armen oder Beinen auftreten. Rufen Sie in diesen Fällen den Rettungsdienst.

verfügen. Gehirnerschütterungen oder -blutungen können aber auch ohne einen Schädelbruch auftreten, dementsprechend muss das Kind zumindest 24 Stunden im Krankenhaus überwacht werden.

Bei anhaltender Bewusstlosigkeit, Atem- oder Kreislaufstillstand nach einer Kopfverletzung gehen Sie vor, wie unter „Lebensrettende Maßnahmen" (s. S. 10 ff.) beschrieben.

Bauchverletzungen

Innere Verletzungen im Bauchraum können Sie von außen normalerweise nicht erkennen. Hinweise können blaue Flecken, Schmerzen und eine angespannte, harte Bauchdecke sein – evtl. zieht das Kind die Beine an, um die Bauchdecke zu entspannen. Ein häufiger Unfallmechanismus ist der Sturz über die Lenkstange eines Fahrrads. Die Gefahr von Bauchverletzungen besteht in inneren Blutungen, die zu einer Schocksymptomatik führen, wie schneller, schwacher Puls und blasse und feuchtkalte Haut (s. Schockzeichen S. 25). Geben Sie dem Kind weder zu essen noch zu trinken und rufen Sie den Rettungsdienst. Übrigens ist auch die heiße Wärmflasche, die sonst bei Bauchschmerzen hilft, hier verboten, da sich durch die Wärme die

Blutgefäße im Bauchraum erweitern und so die Blutung verstärkt wird.

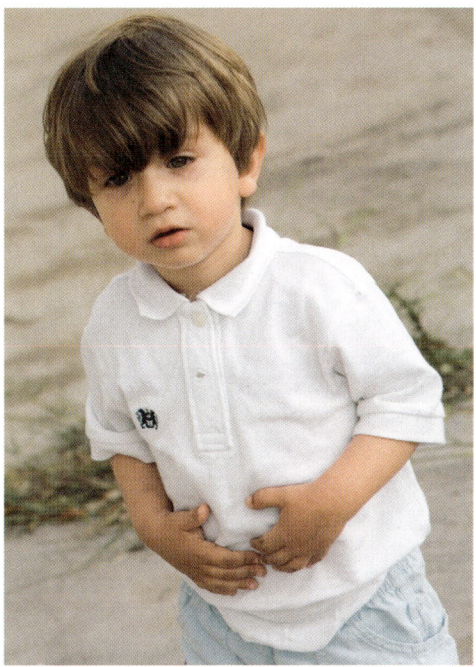

Die Symptome können in manchen Fällen auch noch einige Stunden oder sogar Tage nach dem Unfall auftreten, wenn eine sog. zweizeitige Ruptur eines Bauchorgans vorliegt: Dabei kommt es zu einer blutenden Verletzung im Gewebe von – meist – Milz oder Leber, die zunächst nicht auffällt, da eine feste Kapsel um diese Organe einen starken Blutverlust zunächst verhindert. Erst

wenn bei anhaltender Blutung im nächsten Schritt – daher der Begriff zweizeitig – auch die Kapsel durch den zunehmenden Druck aufgrund der Blutansammlung im Gewebe reißt, kommt es zur Schocksymptomatik.

Schäden durch Hitze, Kälte und Wasser

Notfälle durch Hitze oder Kälte – sog. thermische Schädigungen – sind nicht saisonabhängig: Zwar muss für Sonnenbrand und -stich die Sonne scheinen, aber im Zeitalter von Fernreisen auch mit kleineren Kindern kann das durchaus auch an Weihnachten passieren. Und Unterkühlungen treten ebenso im Sommer auf, durch zu langen Aufenthalt in kühlen Badeseen o. Ä.

Sonnenbrand/Sonnenstich

Fast jeder hat schon mal einen Sonnenbrand gehabt. Er ist allerdings nicht nur akut unangenehm und schmerzhaft, sondern auch die Langzeitfolgen wie Hautkrebs und andere Schäden an der Haut müssen gerade bei Kindern bedacht werden. Vorbeugung mit der richtigen Sonnencreme sowie durch geeignete Kleidung und Hüte ist im Sommer auch in unseren Breiten und noch mehr im Süden ein Muss.

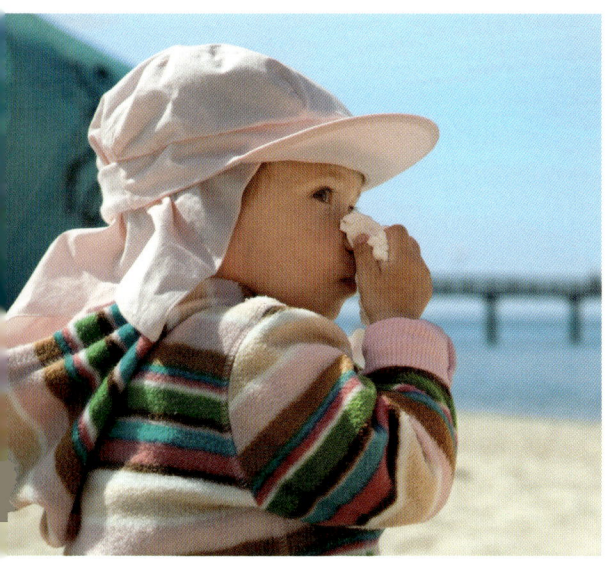

Hitzschlag und Sonnenstich

Bedrohlicher als der Sonnenbrand ist ein Hitzschlag. Dabei ist der Körper so stark überhitzt, dass Allgemeinreaktionen wie Kopfschmerzen, Übelkeit und Schwindel, zunehmende Verwirrtheit und schneller und schwacher Puls auftreten. Wird hier nicht schnell gehandelt, kann es bis zur Bewusstlosigkeit und einem Atemstillstand kommen.

Ein Hitzschlag tritt v. a. in den subtropischen und tropischen Gebieten auf, wo durch die hohe Luftfeuchtigkeit die Möglichkeiten des Körpers zur Wärmeabgabe eingeschränkt sind. Aber auch in Mitteleuropa kann es v. a. bei kleineren Kindern dazu kommen, wenn sie längere Zeit in einem Auto mit geschlossenen Fenstern und Türen verbringen: Hier können durchaus Temperaturen bis 60 °C und darüber auftreten.

Als Erstmaßnahme bringen Sie das Kind ins Kühle, ziehen es aus und reiben es wiederholt mit feuchten, kühlen Tüchern ab. Lassen Sie das Wasser auf der Haut trocknen, dadurch entsteht Verdunstungskälte, die den Körper herunterkühlt – trocknen Sie das Kind nicht aktiv ab. Wenn sich sein Zustand dadurch nicht schnell bessert oder es sogar zunehmend verwirrt erscheint:

Wenn es doch passiert: Sonnenbrand

Bei einem Sonnenbrand ist die Haut gerötet, spannt und juckt. In diesem Fall bringen Sie als Erstes das Kind in den Schatten oder besser noch in einen kühlen Raum. Geben Sie ihm anschließend etwas Kühles zu trinken, das lindert die Beschwerden. Auf die Haut können Sie eine spezielle After-Sun-Lotion auftragen, genauso gut helfen aber Hausmittel wie Aloe vera, frischer Zitronensaft oder schwarzer Tee mit Wasser etwa im Verhältnis 1:10 verdünnt. Falls die Haut so stark verbrannt ist, dass sich Blasen bilden, müssen Sie mit dem Kind dennoch zum Arzt.

Rufen Sie den Rettungsdienst, das Kind muss intensivmedizinisch behandelt werden.

Ein Sonnenstich ist der Sonderfall eines Hitzschlags, wenn die Sonne direkt auf den ungeschützten Kopf prallt. Dadurch kommt es zu einer Reizung der Hirnhäute, ohne dass die allgemeine Körpertemperatur erhöht ist. Gerade kleinere Kinder sind hier gefährdet, wenn sie noch relativ wenig Haare und damit überhaupt keinen Sonnenschutz haben. Der Sonnenstich macht sich mit starken Kopfschmerzen, einem heißen und roten Kopf bei sonst normal aussehender Haut, Übelkeit, Erbrechen, Schwindel und Lichtempfindlichkeit bemerkbar. Wie bei der klassischen Hirnhautentzündung können auch Kinder mit einem Sonnenstich über einen steifen Nacken und Schmerzen beim Vorbeugen des Kopfes klagen.

Bringen Sie bei dem Verdacht auf einen Sonnenstich das Kind in den Schatten oder, wenn möglich, in ein kühles und abgedunkeltes Zimmer und kühlen Sie Kopf und Nacken mit kalten und feuchten Tüchern. Bei sehr starken Kopfschmerzen oder Bewusstseinsstörungen sollten Sie einen Arzt verständigen. Bis die Kopfschmerzen vollständig abgeklungen sind, dauert es meistens zwei bis drei Tage.

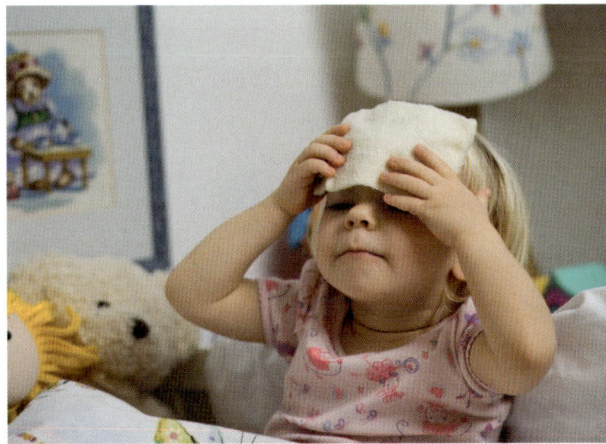

Hitzeausschlag

Bei einem Hitzeausschlag – fälschlich auch Sonnenallergie genannt – zeigen sich nach einem Aufenthalt in der Sonne auf der Haut Ihres Kindes körnige rote Flecken bis Knötchen, die mit klarer Flüssigkeit gefüllt erscheinen und gelegentlich stark jucken können. Meistens befinden sie sich auf der Brust, dem Rücken und unter den Armen.

Ein Hitzeausschlag entsteht, wenn das Kind in der Wärme schwitzt und die Verdunstung des Schweißes nicht möglich ist, z. B. wenn die Kleidung eng anliegt oder aus nicht Feuchtigkeit ableitendem Material besteht. Bringen Sie das Kind in einen kühlen Raum, ziehen Sie es aus und waschen Sie es mit kühlem Wasser

INFO

Sonderfall Hitzeerschöpfung

Bei schwülem Wetter können Kinder beim Spielen im Freien, v. a. direkt in der Sonne, über Schwindel, Übelkeit und Kopfschmerzen klagen. Oft macht auch der Kreislauf schlapp. Ursache dieser Hitzeerschöpfung ist ein Flüssigkeitsverlust durch starkes Schwitzen, der nicht durch ausreichendes Trinken ausgeglichen wird. Im Prinzip ist eine Hitzeerschöpfung nichts anderes als ein durch Hitze ausgelöster Flüssigkeitsmangel, wie er schon im Abschnitt „Schock" (s. S. 25 ff.) beschrieben ist. Als Behandlung reichen normalerweise flaches Hinlegen im Schatten und viel Flüssigkeit, allerdings nicht aus dem Kühlschrank – die verstärkt in diesem Fall häufig die Übelkeit. Am besten geeignet sind verdünnte Säfte, etwa Apfelschorle, oder Mineralwasser – keine zuckerhaltigen Limonaden. Wenn sich das Kind damit allerdings nicht schnell wieder erholt, sollten Sie den Kinderarzt verständigen – möglicherweise hat es einen Hitzschlag erlitten.

ab. Trocknen Sie es danach nur leicht ab und lassen Sie den Rest der Feuchtigkeit verdunsten. Ein Hitzeausschlag ist harmlos. Wenn der Hautausschlag allerdings nach zwölf Stunden nicht allmählich abklingt oder wenn das Kind Fieber bekommt, rufen Sie den Kinderarzt an.

Verbrennungen/Verbrühungen

Verbrennungs- und Verbrühungswunden können bei Kleinkindern schnell bedrohlich werden – bereits bei Verbrennungen von acht Prozent der Körperoberfläche kann Lebensgefahr bestehen. Dabei entspricht ein Prozent Körperoberfläche etwa einer Handfläche.

Bringen Sie bei einem offenen Feuer das Kind zunächst aus der Gefahrenzone – etwa einer brennenden Fritteuse, dem in Flammen stehenden Weihnachtsbaum etc. Brennt die Kleidung des Kindes, wickeln Sie es in eine Decke (kein Kunststoffmaterial) und rollen Sie es darin hin und her, um die Flammen zu ersticken. Lassen Sie es nicht herumlaufen, das facht die Flammen zusätzlich an. Brennendes Öl auf dem Herd löschen Sie niemals mit Wasser – legen Sie einen großen Deckel über die Flammen, der Sauerstoffmangel erstickt das Feuer. Viel häufiger als Verbrennungen durch offenes Feuer sind bei Kleinkindern jedoch Verbrühungen durch heiße Flüssigkeiten: Kochendes Wasser hat eine Temperatur von 100 °C – schon 52 °C führen zu Hautschäden. Und da die Haut von Kleinkindern wegen der noch wenig ausgebildeten Hornschicht deutlich empfindlicher ist als die von Erwachsenen, kommt es schnell zu tief reichenden Verletzungen.

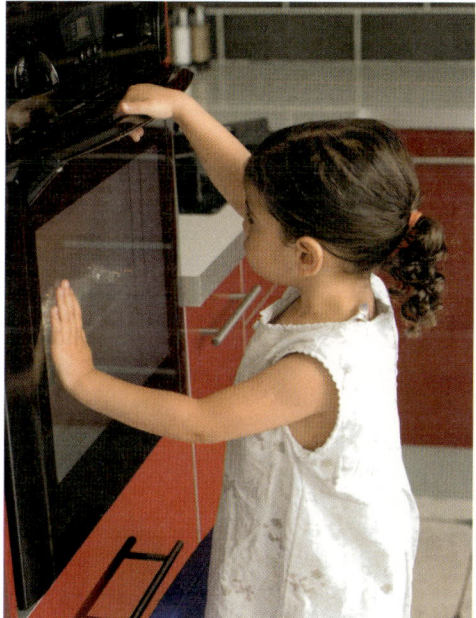

Erstmaßnahmen

Bei jeder Verbrennung und Verbrühung ist das Wichtigste: sofort kühlen, kühlen, kühlen. Bei Verbrühungen entfernen Sie die Kleidungsstücke, bei Verbrennungen lösen sie sich ggf. durch das Kühlen ab und können dann vorsichtig entfernt werden.

Die Kühlung nehmen Sie mit kühlem, nicht kaltem Leitungswasser vor – etwa 15 °C sind optimal. Kälteres Wasser oder Eisauflagerungen helfen zwar momentan gut gegen die Schmerzen, führen aber durch die später als Reflex des Körpers vermehrte Durchblutung der betroffenen Hautbereiche eher zu einer Schmerzverstärkung. Außerdem kann gerade Eis auf der Haut von Kleinkindern zusätzliche Erfrierungen hervorrufen. Wenn möglich, lassen Sie das Kind den betroffenen Körperteil unter fließendes Wasser halten, andernfalls legen Sie feuchte, kühle Tücher auf und wechseln Sie sie aus, wenn sie warm geworden sind. Das Ganze machen Sie zehn bis 15 Minuten. Die Kühlung verhindert anhaltende Schäden am besten, wenn sie sofort beginnt.

Nach dem Kühlen decken Sie die Wunde mit sterilen Kompressen ab, auf offene Wunden legen Sie die speziell beschichteten Kompressen. Brandblasen bleiben wie sie sind und werden nicht aufgestochen. Hausmittel wie Öl, Butter, Mehl etc., aber auch sog. Brandsalben haben auf frischen Brandwunden absolut nichts zu suchen.

Wann zum Arzt?

Nur kleinere Verbrennungen, die lediglich zu einer Hautrötung führen, können Sie selbst behandeln. Bei großflächigen Verbrennungen bzw. Verbrühungen – über zwei Prozent der Körperoberfläche – und sobald es zur Blasenbildung kommt, muss das Kind ins Krankenhaus. Rufen Sie zum Transport am besten den Rettungsdienst.

INFO

Verbrennungen im Gesicht

Bei Verbrennungen im Gesicht, v. a. wenn der Mund-Rachen-Raum betroffen ist oder betroffen sein kann, oder wenn die Möglichkeit besteht, dass das Kind Feuer eingeatmet hat: Rufen Sie sofort den Rettungsdienst. Durch die Verbrennung können die Atemwege zuschwellen, sodass Erstickungsgefahr besteht.

Unterkühlung

Kinder reagieren nicht nur auf Hitze empfindlicher als Erwachsene, sondern auch auf Kälte. Das liegt daran, dass das Regulationssystem, das normalerweise eine relativ konstante Körpertemperatur von um die 37 °C aufrechterhält, bei Kleinkindern noch nicht ausgereift ist. Wird das Kind zusätzlich zur Kälte auch noch nass – im Regen, aber auch beim Spielen im Baggersee –, kommt es noch schneller zur Aus- und Unterkühlung. Nach einem Sturz in kaltes Wasser kann schon nach wenigen Minuten die Unterkühlung einsetzen.

Anzeichen für eine Unterkühlung

Ein unterkühltes Kind ist zunächst bei leichter Unterkühlung unruhig, es zittert und spricht zunehmend undeutlich. Die Haut wird immer blasser, an Fingern und Zehen verfärbt sie sich bläulich. Auch die Haut im Dreieck zwischen Mund und Nase verfärbt sich bei einer Unterkühlung relativ früh. Wird das Kind nicht aufgewärmt, wird es teilnahmslos, der Puls langsamer und die Atmung flacher. Schließlich verliert das unterkühlte Kind das Bewusstsein, es kann zum Herz-Kreislauf-Stillstand kommen.

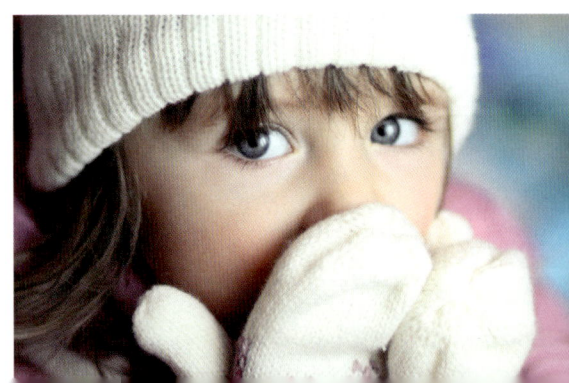

TIPP

Unterkühlte nicht abrupt bewegen

Bei einer Unterkühlung versucht der Körper, ähnlich wie bei der Kreislaufzentralisation im Schock (s. S. 25 ff.), bevorzugt die inneren Organe mit warmem Blut zu versorgen. Haut und Muskulatur werden auf Sparflamme geschaltet und kühlen als Erstes aus. Wenn Sie nun einem stark Unterkühlten – gerade, aber nicht nur bei Kindern – helfen wollen und dabei seine Lage abrupt verändern, gelangt das kalte Blut aus den äußeren Körperbereichen zu schnell in den sog. Körperkern zu den inneren Organ und kann deren Funktion beeinträchtigen. Im Extremfall kann ein Herzstillstand eintreten.

Erstmaßnahmen

Bringen Sie das Kind, wenn möglich, in eine warme Umgebung und schützen Sie es vor weiterem Wärmeverlust, indem Sie die nasse Kleidung ausziehen und es in eine Decke o. Ä. einpacken. Bei Atem- bzw. Herz-Kreislauf Stillstand verfahren Sie wie bei „Lebensrettende Maßnahmen" (s. S. 10 ff.) beschrieben. Natürlich ist die Situation meistens nicht so dramatisch, in diesem Fall muss ein unterkühltes Kind einfach aufgewärmt werden, und zwar von innen nach außen. Gut geeignet dafür sind warme Getränke, absolut ungeeignet ist Alkohol (auch bei Erwachsenen): Alkohol erweitert die Blutgefäße in der Haut, sodass es zu einem verstärkten Wärmeverlust nach außen kommt – genau das sollten Sie aber vermeiden. Ebenso sollten Sie ein unterkühltes Kind nicht in die heiße Wanne stecken – das kann ähnliche Folgen haben wie das abrupte Bewegen und darüber hinaus zu Hitzeschäden führen, weil die Haut durch die Kälte unempfindlich ist und das Kind eine beginnende Verbrennung nicht bemerkt.

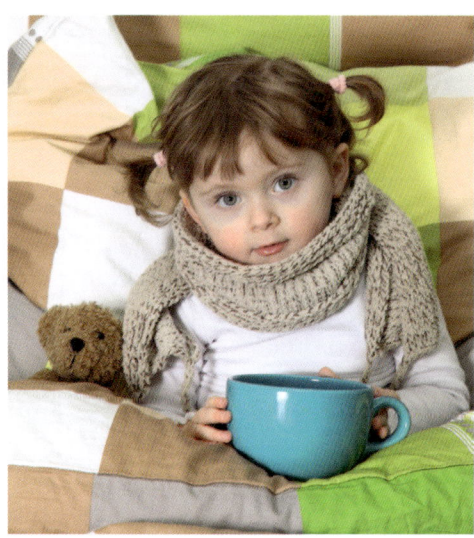

Elektrounfälle

Kinder spielen an Steckdosen oder Elektrokabeln herum, werfen ein eingeschaltetes Elektrogerät ins Wasser o. Ä. In diesem Fall kann elektrischer Strom durch den Körper des Kindes fließen, innere Organe schädigen und schlimmstenfalls zu einem Herzstillstand führen.

Erste Maßnahme: Denken Sie an Ihre eigene Sicherheit – schalten Sie die Sicherung ab, bevor Sie dem Kind helfen. Wenn das nicht möglich ist, z. B. weil der Sicherungskasten zu weit weg ist: Trennen Sie die Stromquelle mit

einem nichtleitenden Gegenstand – beispielsweise einem Besenstiel, einem Holz- oder Plastikstuhl – vom Kind. Prüfen Sie dann nach der ABC-Regel die Lebenszeichen des Kindes (s. S. 11 ff.), führen Sie ggf. Wiederbelebungsmaßnahmen durch und alarmieren Sie den Rettungsdienst (s. S. 7).

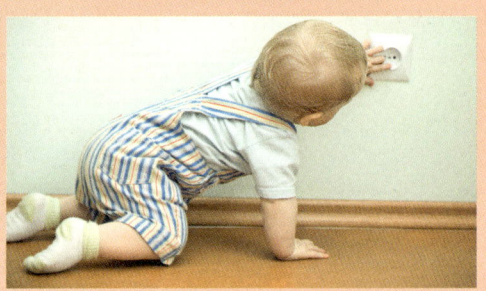

Aber auch wenn es noch einmal glimpflich abgelaufen zu sein scheint und das Kind nicht verletzt wirkt: Rufen Sie trotzdem den Rettungsdienst, es kann zu inneren Verletzungen und Verbrennungen gekommen sein, die nicht sofort auffallen, aber behandelt werden müssen. Auch das Herz kann geschädigt sein, und noch Stunden nach dem Ereignis können Herzrhythmusstörungen (unregelmäßiger Herzschlag) auftreten.

Strommarken – die Stellen, an denen der Strom in den Körper eingetreten ist bzw. ihn verlassen hat – sind Verbrennungswunden: Kühlen Sie diese zehn bis 15 Minuten mit kaltem Wasser und decken Sie sie anschließend mit sterilen Kompressen ab. Lagern Sie die Beine etwas erhöht, beruhigen Sie das Kind und bleiben Sie bei ihm, bis der Rettungsdienst eintrifft. Kontrollieren Sie während dieser Zeit regelmäßig Herzschlag und Atmung.

Und auch hier ist Vorbeugen besser als Heilen: Versuchen Sie, Elektrounfälle zu vermeiden, Tipps und Ratschläge dazu finden Sie z. B. im Internet auf www.forum-kindersicherheit.de.

Kommt es unterwegs zu einer Unterkühlung, ist die Rettungsdecke optimal, wie sie für den Kfz-Verbandskasten vorgeschrieben ist. Das Kind wird darin eingewickelt, die silberne Seite zeigt zum Körper, und es kann damit auch transportiert werden.

Ertrinken

Ertrinken gehört bei Kleinkindern zu den häufigsten Todesursachen. Dabei ertrinken die Kinder nicht nur in Badeseen oder Schwimmbädern, sondern auch in ganz normalen Pfützen oder sogar in großen Wassereimern. Und auch die Badewanne in der eigenen Wohnung ist nicht sicher, wenn Sie das Kind aus den Augen lassen. Kleinkinder ertrinken stumm – sie verlieren schnell die Orientierung, wenn sie sich unter Wasser befinden, und wehren sich nicht.

Symptome

Wenn Sie den Unfall nicht ohnehin beobachtet und das Kind aus dem Wasser geholt haben, sind Anzeichen für einen Ertrinkungsunfall:

❍ Ist das Kind bei Bewusstsein, hustet es mit blasig-schaumigem Auswurf, es zittert, die Haut ist weiß bis bläulich verfärbt, und es weist Anzeichen einer Unterkühlung auf.

❍ (Fast) ertrunkene Kinder sind aber häufig bewusstlos und haben darüber hinaus einen Atem- und Herz-Kreislauf-Stillstand.

Erstmaßnahmen

Führen Sie, wenn nötig, die Herz-Lungen-Wiederbelebung durch, wie im Abschnitt „Lebensrettende Maßnahmen" (s. S. 10 ff.) erläutert. Möglicherweise ist das Beatmen zunächst schwer, da sich Wasser in der Lunge befindet – Sie müssen ggf. stärkeren Druck ausüben, damit sich der Brustkorb hebt. Wiederbelebungsmaßnahmen können gerade bei unterkühlten Kindern auch dann erfolgreich sein, wenn das Kind schon eine Weile unter Wasser war: Bei Kälte stellt der Körper den Stoffwechsel quasi auf Sparflamme, und somit ist der Sauerstoffbedarf von Gehirn und anderen Organen herabgesetzt. Unwiederbringliche Schäden treten dadurch erst nach längerer Zeit auf als bei Kindern (und auch Erwachsenen) mit Normaltemperatur.

Ist das Kind bei Bewusstsein, ziehen Sie ihm die nassen Kleidungsstücke aus, packen es in warme Decken, bringen es, wenn möglich, in einen warmen Raum und wärmen es langsam auf wie oben beschrieben. Danach bringen Sie es ins Krankenhaus, denn Komplikationen

TIPP

Schütteln bringt nichts

Versuchen Sie bei Kindern nach einem Ertrinkungsunfall nicht, das Wasser aus der Lunge durch Schläge auf den Brustkorb „herauszuklopfen", auch wenn das in Film und Fernsehen gern so dargestellt wird. Das nützt nichts und verschwendet wertvolle Zeit. Wenn Sie ein Kind aus dem tiefen Wasser retten, achten Sie auf Ihren Eigenschutz: Nehmen Sie ein Schwimmbrett, einen Rettungsring o. Ä. mit, damit sich das Kind daran festhalten kann – sonst klammert es sich an Sie und bringt Sie dadurch mit in Gefahr. Halten Sie danach den Kopf des Kindes tiefer als den Brustkorb – Sie können auf diese Weise vermeiden, dass noch im Mund-Rachen-Raum und in den Atemwegen befindliches Wasser in die Lunge gelangt. Außerdem muss sich das Kind möglicherweise erbrechen – Sie verhindern auf diese Weise auch das Einatmen von Mageninhalt.

durch das in die Lunge eingedrungene Wasser sind noch nach Stunden möglich – auch wenn sich das Kind scheinbar problemlos erholt hat.

Vergiftungen

Vergiftungen gehören – neben dem Ertrinken – zu den häufigsten Notfällen bei Kindern. Besonders Kleinkinder stecken alles Mögliche in den Mund, um es zu erforschen und haben natürlich keine Ahnung, dass sie sich damit vergiften können. Dementsprechend kann es für Eltern schwierig sein, eine Vergiftung korrekt zu erkennen.

Vergiftung erkennen

Möglicherweise ist Ihr Kind ungewöhnlich müde und still – oder aber überdreht, verwirrt oder es halluziniert. Sind seine Bewegungen unsicher, schwankend oder stolpernd? Fällt Ihnen ein starker Speichelfluss auf? Oder vielleicht erscheint seine Haut besonders blass oder gerötet, geht sein Puls besonders schnell oder besonders langsam, muss es sich plötzlich erbrechen – alles das können Hinweise auf eine Vergiftung sein. Auch plötzlich auftretende Bauchschmerzen können ein Anzeichen sein, obwohl gerade Kleinkinder noch Beschwerden aller Art in den Bauch projizieren – Bauchschmerzen können hier genauso gut Kopfschmerzen bedeuten oder etwas ganz anderes. Besonders wenn das Kind bei Freunden oder Verwandten zu Besuch ist oder

TIPP

Fragen der Giftnotrufzentrale

Die Giftnotrufzentrale stellt einige Standardfragen, auf die Sie sich einstellen sollten – umso schneller geht es.

Wer ist betroffen? In Ihrem Fall ein Kind, geben Sie auch sein Alter und sein etwaiges Körpergewicht an.

Was hat das Kind genommen? Bei Medikamenten nennen Sie den Namen auf der Packung, bei Haushaltsreinigern o. Ä. den Namen des Produkts, ggf. auch den des Herstellers. Bei Pflanzen geben Sie deren Namen an; wenn Sie ihn nicht kennen, beschreiben Sie sie so gut wie möglich.

Wie viel hat das Kind genommen? Wenn Sie das nicht wissen: Wie viele Tabletten/Dragees etc. waren in der Packung, wie viele sind noch vorhanden? Welche Menge war in der Flasche mit dem Putzmittel, wie viel ist noch vorhanden?

Wann hat sich das Kind vergiftet? Wenn Sie es nicht genau wissen, schätzen Sie und sagen dazu, dass das geschätzt ist.

Welche Symptome hat das Kind? Geht es ihm gut, hat es Husten, muss es erbrechen, ist es benommen, hat es Schmerzen etc.?

Wer ruft an? Geben Sie Ihren Namen und Telefonnummer für einen eventuellen Rückruf an, auch die Giftnotrufzentrale muss in manchen Fällen erst recherchieren.

Die weiteren Erstmaßnahmen hängen von der Art der Vergiftung ab. Fragen Sie ggf. explizit nach, was Sie tun können und was Sie unterlassen sollten.

war, hat es dort möglicherweise Zugang zu Substanzen, die Sie zu Hause wegschließen und die Sie daher „nicht auf dem Schirm haben" als mögliche Ursache der Symptome.

Versuchen Sie, das Kind zu fragen, ob es etwas Ungewöhnliches gegessen oder getrunken hat – möglichst geduldig, auch wenn Ihnen gar nicht nach Geduld

zumute ist. Wenn das Kind Angst hat, bestraft zu werden, wird es Ihnen nichts sagen, und es wird schwieriger, ihm zu helfen.

Erstmaßnahmen

Bei akuter Symptomatik stehen der Anruf beim Rettungsdienst und ggf. auch die lebensrettenden Maßnahmen (s. S. 10 ff.) im Vordergrund. Heben Sie in diesem Fall Medikamentenpackungen, Flaschen von Putzmitteln etc. auf und geben Sie sie dem Rettungsdienst mit, wenn das Kind in die Klinik gebracht wird. Das erleichtert den Ärzten in der Notaufnahme die Behandlung.

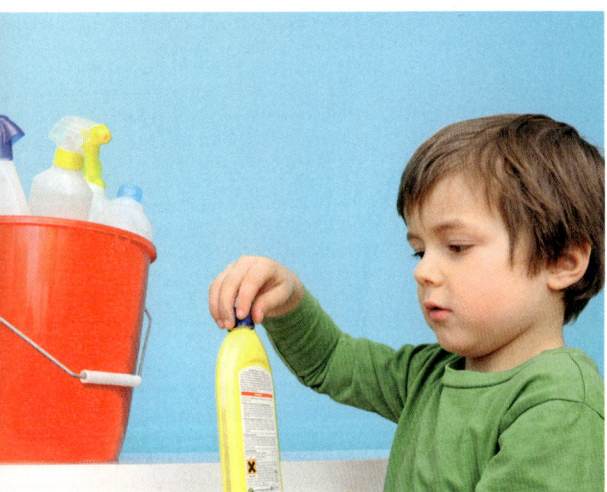

Ansonsten: Auch wenn Sie nur den Verdacht haben, dass Ihr Kind etwas Giftiges geschluckt hat – Haushaltsreiniger, das Blatt einer Giftpflanze, ein Medikament –, sollten Sie eine Giftinformationszentrale anrufen (Telefonnummern finden Sie im Serviceteil ab S. 91), auch dann, wenn das Kind im Augenblick noch keine Anzeichen einer Vergiftung oder Beschwerden aufweist. Optimalerweise kann man Sie beruhigen, falls

aber doch eine Vergiftung vorliegt, ist so eine schnellere Hilfe möglich. Reste der Substanz, die das Kind eingenommen haben könnte, sollten Eltern aufbewahren. Dies könnte die Behandlung erleichtern.

Erbrechen auslösen?

Experten sehen das Auslösen von Erbrechen eher kritisch – allenfalls bei stark giftigen Stoffen wie einigen Medikamenten (z. B. Schlafmittel) oder Pflanzen(teilen) kann es sinnvoll sein. Fragen Sie bei der Giftnotrufzentrale nach, ob die Mitarbeiter es in Ihrem Fall empfehlen. Wenn ja, machen Sie das am sichersten durch Reizen der Rachenhinterwand oder des Zäpfchens mit dem Finger, auch wenn das drastisch klingt. Geben Sie dem Kind in keinem Fall Salzwasser zu trinken, wie es bei Erwachsenen gelegentlich (und auch zu Unrecht) empfohlen wird. Die hoch konzentrierte Salzlösung kann bei Kindern schädlicher sein als der eigentliche Giftstoff. Wenn das Kind von sich aus erbricht: Drehen Sie beim liegenden Kind den Kopf zur Seite.

Wenn Sie nicht wissen, was das Kind zu sich genommen hat: Bewahren Sie das Erbrochene auf, es kann in der Klinik zur Identifizierung des Giftstoffs untersucht werden.

INFO

Absolute Gegenanzeigen für das Auslösen von Erbrechen
Niemals und in keinem Fall dürfen Sie bei einem bewusstlosen Kind versuchen, es erbrechen zu lassen: Sein Hustenreflex funktioniert in der Bewusstlosigkeit nicht, der Mageninhalt kann in die Luftröhre und in die Lungen gelangen und zum Ersticken führen oder schwere Lungenentzündungen hervorrufen.
Ebenso dürfen Sie Erbrechen nie auslösen nach Vergiftung mit Spülmitteln, Ätzstoffen wie Abflussreinigern, WC-Reinigern etc., und Lösungsmitteln wie Spiritus.
Wegen der zahlreichen Ausnahmen und Gegenanzeigen für ein ausgelöstes Erbrechen sollten Sie nur dann zu dieser Maßnahme greifen, wenn es Ihnen ein Arzt oder ein Experte der Giftnotrufzentrale ausdrücklich empfohlen hat.

Trinken lassen? Und wenn ja, was?
Im Gegensatz zum herbeigeführten Erbrechen ist das Verdünnen eines aufgenommenen Giftstoffs mit kohlensäurefreiem Wasser oder Tee meistens sinnvoll. Es sollte aller-

dings nicht zu viel Flüssigkeit sein, damit das Kind nicht erbrechen muss – deshalb sind kohlensäurehaltige Getränke auch nicht geeignet. Einfaches Leitungswasser ist meistens am besten.

INFO

Die Milch macht's hier nicht
Früher wurde bei Vergiftungen häufig empfohlen, Milch nachzutrinken, mit der Begründung, dass sie Säuren oder Laugen abpuffern könne. Milch fördert aber bei manchen Substanzen die Aufnahme aus Magen und Darm ins Blut und ist daher für den Notfall nicht geeignet.
Ausnahme sind Zahncremes oder Mundspülungen mit hohem Fluoridgehalt – greifen Sie aber trotzdem nicht selbstständig zur Milch, fragen Sie vorher die Giftnotrufzentrale.

Aktivkohle?
Grundsätzlich kann Aktivkohle, auch medizinische Kohle genannt, viele Giftstoffe im Darm binden und deren Ausscheidung fördern. Da sie selbst nicht vom Körper ins Blut aufgenommen wird, gilt sie gelegentlich als Mittel der ersten Wahl, mit dem man nichts falsch machen kann.

Bauchschmerzen

Bauchschmerzen gehören bei Kleinkindern zu den häufigsten Beschwerden: Ein Grund dafür ist, dass sie Schmerzen oft noch nicht richtig lokalisieren können und alles auf den Bauch projizieren. Etwa ab dem vierten Lebensjahr kann ein Kind auf der schematischen Abbildung eines Körpers oder seiner Puppe zeigen, wo es ihm wehtut. Außerdem können Schmerzen und Aufregungen aller Art tatsächlich, wie Sie es vielleicht auch kennen, „auf den Magen schlagen" – bzw. auf den Bauch.

Ernsthafte Erkrankungen, die zu Bauchschmerzen führen können, sind z. B. Blinddarmentzündung, Darmverschlingung, aber auch Probleme außerhalb des Bauchraums, z. B. Harnsteine. Wichtig ist, dass Sie „harmlose" Bauchschmerzen von solchen unterscheiden, bei denen Sie den Kinderarzt rufen müssen. Alarmzeichen sind:
- plötzlich auftretende, sehr heftige Schmerzen
- stark angespannte Bauchdecke – das Kind zieht häufig die Beine an, um die Bauchdecke zu entspannen
- allgemein krank wirkendes Kind
- weitere Beschwerden wie Fieber, Durchfall und/oder Erbrechen

Anzeichen für eine akute Blinddarmentzündung sind Schmerzen, die im Nabelbereich beginnen und dann in Richtung rechter Unterbauch wandern, eine Verstopfung als Begleiterscheinung und Anwinkeln v. a. des rechten Beins.

Was können Sie bei Bauchschmerzen tun?
- Lassen Sie das Kind sich bequem hinlegen, eine zusammengerollte Decke unter den Knien unterstützt die Entspannung der Bauchdecke.
- Legen Sie ihm **keine** Wärmflasche auf, bevor eine Diagnose feststeht – eine Blinddarmentzündung etwa wird dadurch verschlimmert.
- Geben Sie ihm nichts zu essen oder zu trinken.
- Geben Sie Schmerzmittel nur nach Rücksprache mit dem Arzt, um nicht eine ernsthafte Symptomatik zu verschleiern.

TIPP

Sonderfall Verätzungen

Immer als Erstes den Rettungsdienst alarmieren. Danach:

Im Mund- und Rachenraum:

○ Wenn möglich, lassen Sie das Kind die Reste ausspucken, reinigen Sie dann den Mund mit einem Tuch oder einer Kompresse.

○ Geben Sie ihm anschließend ein bis zwei Gläser Tee oder Wasser.

○ Nicht erbrechen lassen.

Auf der Haut:

○ Kühlen Sie die betroffenen Stellen wie bei Verbrennungen (nicht zu kaltes Wasser für zehn Minuten).

In den Augen:

○ Spülen Sie das Auge so schnell wie möglich aus – mindestens zehn, besser 20 Minuten unter laufendem Wasser. Wenn kein Leitungswasser verfügbar ist, können Sie auch Mineralwasser nehmen.

○ Versuchen Sie danach vorsichtig, das betroffene Auge zu öffnen, tränken Sie ein sauberes Tuch mit Wasser und drücken Sie es über dem verätzten Auge aus, wiederholen Sie das mehrfach.

○ Immer erst ausspülen, dann zum Augenarzt!

Das stimmt leider nicht: Aktivkohle kann zu Erbrechen führen, gerade bei Kindern, und das wiederum ist bei Vergiftungen mit Säuren, Laugen und sog. waschaktiven Substanzen wie Spülmittel gefährlich. Es ist also sinnvoll, Aktivkohle immer vorrätig zu haben – verabreichen Sie sie nach Vergiftungen aber nur nach Rücksprache mit der Giftnotrufzentrale.

Das Wichtigste in Kürze

Bei Verdacht auf eine Vergiftung gelten die folgenden Erstmaßnahmen:

1. Bleiben Sie ruhig – Panik nützt weder Ihrem Kind noch Ihnen.
2. Evtl. sichtbare Giftreste im Mundbereich entfernen.
3. Geben Sie dem Kind Wasser oder Tee zum Trinken – und nichts anderes.
4. Rufen Sie die regionale Giftnotrufzentrale an, bereiten Sie sich auf die Fragen vor (s. S. 63) und handeln Sie dann nach den Anweisungen.

Bei Störungen von Atmung, Kreislauf oder Bewusstsein gelten die „Lebensrettenden Maßnahmen" (s. S. 10 ff.).

Häufige Vergiftungen

Vergiftungen durch Haushaltsprodukte wie Reinigungs- und Körperpflegemittel sind führend bei den Vergiftungen im Kleinkindalter. Erst danach folgen Medikamente und schließlich Pflanzen bzw. Pflanzenteile. Das ist aber auf keinen Fall eine vollständige Auflistung: Genauso können Alkohol, Zigarettenstummel, Nagellackentferner oder Knopfzellen verschluckt werden – die Fantasie von Kindern bezüglich interessantem Spielzeug kennt keine Grenzen. Darüber hinaus kann sich ein Kind auch durch Einatmen giftiger Gase verletzen, z. B. durch Rauchgas bei einem Wohnungsbrand, auch wenn der problemlos und schnell gelöscht wurde, durch Chlorgas, das von WC-Reinigern freigesetzt wird, durch Ammoniak aus Haushaltsreinigern und vieles mehr. Versuchen Sie, Ihre Wohnung auch in dieser Hinsicht kindersicher zu gestalten: Schließen Sie Medikamente weg, ebenso Reinigungsmittel, Zigaretten etc. Glauben Sie nicht, ein angeblich kindersicherer Verschluss könnte ein Kind aufhalten.

Empfehlungen zum Vorgehen bei einigen Sonderfällen finden Sie im Folgenden:

❍ Aufnahme schäumender Produkte: Geben Sie dem Kind einen Teelöffel eines Entschäumers wie Dimeticon (z. B. sab simplex), danach ein Glas Wasser oder Tee.

❍ Bei Vergiftungen über die Haut: Eine Reihe von Giftstoffen kann auch über die Haut in den Körper aufgenommen werden, dazu gehören viele Pflanzenschutzmittel und organische Lösungsmittel. Entfernen Sie ggf. Kleidung und waschen Sie die Haut mit einer lauwarmen Seifenlösung.

❍ Gasvergiftungen, z. B. Kohlenmonoxid: Bringen Sie das Kind aus der Gefahrenzone an die frische Luft. Achten Sie dabei auf Ihren Eigenschutz.

❍ Pflanzen und Pilze: Versuchen Sie, Reste zu sichern, damit über die Bestimmung des Giftstoffs ein möglichst spezifisches Gegenmittel angewandt werden kann.

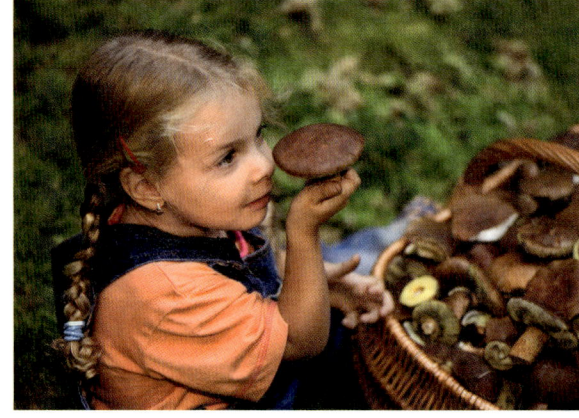

Fremdkörper

Kleinkinder nehmen in ihrem Forscher-
drang gern unbekannte Gegenstände
in den Mund – wie Sie vermutlich aus
eigener Erfahrung wissen. Dabei können diese Fremdkörper, wenn sie klein
genug sind, in die Luftröhre oder in
die Speiseröhre gelangen. Außerdem
werden Perlen, Steine, Murmeln o. Ä. in
Nase und Ohren gesteckt, wo sie zwar
nicht unmittelbar lebensbedrohlich
sind, aber dennoch nicht hingehören. Im
Folgenden finden Sie Anleitungen zur
Entfernung von Fremdkörpern.

Einatmen

Gegenstände, die unbeabsichtigt in die
Atemwege gelangen, sind sicher von
allen Möglichkeiten die gefährlichste
und die mit der am schnellsten auftre-
tenden Symptomatik. Der Verdacht,
dass ein Kind einen Gegenstand eingeatmet (aspiriert) hat, besteht, wenn das
Kind plötzlich einen starken, nicht en-
denden Hustenreiz bekommt oder sogar
blau anläuft.

Erstmaßnahmen

Ist das Kind bei Bewusstsein, fragen
Sie es, was es eingeatmet hat. Wenn es
antworten kann, besteht keine unmittel-
bare Lebensgefahr: Offensichtlich kann
das Kind sprechen – ein Hinweis darauf,
dass der Kehlkopf nicht blockiert ist
– und atmen. Fordern Sie es in diesem
Fall auf, kräftig zu husten. Kontrollieren
Sie dann den Mundraum auf sichtbare
Fremdkörper und entfernen Sie sie
ggf. oder fordern Sie das Kind auf, sie
auszuspucken. Sehen Sie keinen Fremdkörper und sind Sie sicher, dass das
Kind wirklich etwas eingeatmet hat (ggf.
können Symptome eines Asthmas ähnlich aussehen): Setzen Sie sich hin, beugen Sie das Kind nach vorn über Ihren
Oberschenkel, sodass sein Kopf herun-
terhängt, und schlagen Sie ihm fünfmal
kräftig zwischen die Schulterblätter.
Wenn das immer noch keinen Fremdkörper zum Vorschein bringt und das Kind
Luft bekommt, sollten Sie den Rettungsdienst anrufen: Ein Gegenstand, der
sich in den Bronchien festgeklemmt hat,
kann vermutlich nur in der Klinik durch
eine Atemwegsspiegelung (Bronchosko-
pie) entfernt werden.

Heimlich-Handgriff

Wenn das Kind zunehmend Atemnot
bekommt und zu ersticken droht, wen-
den Sie den Heimlich-Handgriff an, so
benannt nach dem US-amerikanischen
Mediziner Henry Heimlich, der das Manöver 1974 das erste Mal beschrieben
hat:

1. Dabei stellen oder knien Sie sich hinter das Kind, legen Ihre Arme um es und beugen seinen Oberkörper nach vorn.
2. Ballen Sie dann eine Faust und legen Sie diese auf den oberen Bauchbereich des Kindes, zwischen das untere Ende des Brustbeins und den Nabel.
3. Umfassen Sie Ihre Faust mit der anderen Hand und drücken Sie kräftig und ruckartig damit nach innen und oben.
4. Wiederholen Sie dieses Vorgehen bis zu fünfmal.

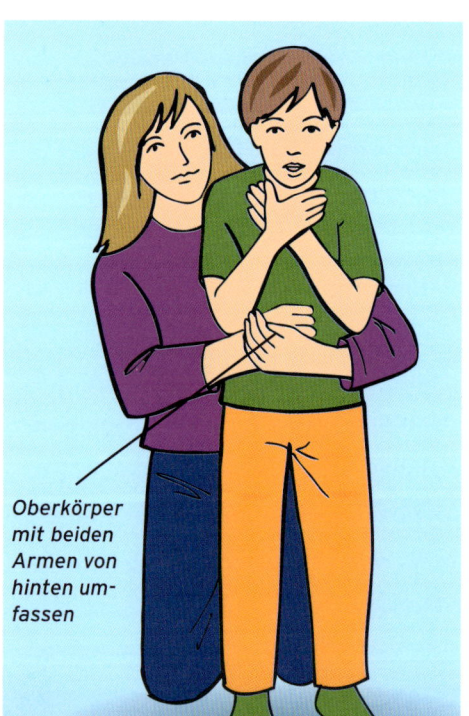

Oberkörper mit beiden Armen von hinten umfassen

INFO

Heimlich-Handgriff – was steckt dahinter?

Beim Heimlich-Handgriff – oder fachsprachlich: bei abdominellen Kompressionen – erhöhen Sie den Druck im Bauchraum, pressen damit das Zwerchfell zusammen und befördern so die Luft, die sich noch in der Lunge befindet, ruckartig über die Bronchien und Luftröhre nach außen. Im Prinzip imitieren Sie einen kräftigen Hustenstoß.

Das Heimlich-Manöver galt lange als verpönt und wurde in den Erste-Hilfe-Kursen nicht mehr gelehrt, weil die Befürchtung bestand, dass dadurch Schäden an den Bauchorganen hervorgerufen werden könnten. Bei Säuglingen – um die es in diesem Buch aber nicht geht – sind diese Bedenken teilweise berechtigt, und die Technik sieht bei ihnen anders aus. Ältere Kinder und Erwachsene überstehen das Manöver i. Allg. unbeschadet – und v. a. lebendig. Allerdings sollte es auch nur im wirklichen Notfall angewendet werden, s. Ablaufschema S. 71.

Klagt Ihr Kind nach dem Manöver über Bauchschmerzen, sollten Sie den behandelnden Arzt informieren. Im Krankenhaus – s. S. 69 – sind Sie ja schon.

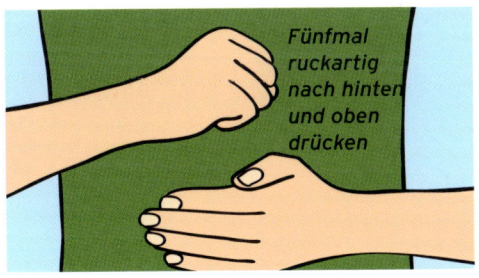

Fünfmal ruckartig nach hinten und oben drücken

können in den Atemwegen oder in der Lunge zurückgeblieben sein und später zu Komplikationen wie Lungenentzündungen führen.

Wenn das Kind bewusstlos wird, legen Sie es auf den Boden oder auf eine harte Unterlage, die für Sie bequem zugänglich ist, und beginnen Sie mit der künstlichen Beatmung und ggf. Herzdruckmassage (s. S. 14 ff.).

Wenn sich der Zustand des Kindes nicht bessert, es aber bei Bewusstsein ist, wiederholen Sie die Sequenz „Schlag zwischen die Schulterblätter" und Heimlich-Manöver. Wenn noch nicht geschehen, rufen Sie spätestens jetzt den Rettungsdienst. Aber auch wenn das Kind den Fremdkörper aushustet, sollten Sie es sicherheitshalber in die Klinik bringen. Kleine Teile des Fremdkörpers

Das Wichtigste auf einen Blick

Das German Resuscitation Council (GRC), die Fachgesellschaft von Medizinern, die sich mit Wiederbelebung befassen, empfiehlt – wie auch die europäische Dachorganisation – bei einer Atemwegsverlegung durch Fremdkörper das folgende Vorgehen:

Atemwegsverlegung sicher? Beurteilen Sie den Schweregrad:		
⇩		⇩
Ineffektives Husten		Effektives Husten
⇩		⇩
Kind ist bewusstlos: Atemwege frei machen fünf Beatmungen Herz-Lungen-Wiederbelebung (gemäß ABC-Regeln)	Kind ist bei Bewusstsein: fünf Schläge zwischen die Schulterblätter fünf Heimlich-Manöver	Ermutigen Sie das Kind, weiterzuhusten Überprüfen Sie dabei kontinuierlich, ob das Husten ineffektiv wird bzw. ob der Fremdkörper ausgehustet wird

Dabei bedeutet ineffektives Husten (schon ein Punkt genügt):

○ Kind kann nicht sprechen
○ Husten ist nur leise bis stumm
○ Kind kann nicht atmen
○ Die Hautfarbe wird zunehmend bläulich
○ Der Bewusstseinszustand verschlechtert sich zunehmend

Effektives Husten dagegen umfasst:

○ Kind reagiert auf Ansprache
○ Kind weint
○ Husten ist laut
○ Kind kann vor dem Hustenstoß einatmen

Verschlucken

Ein verschluckter Fremdkörper – sei es eine Gräte, eine Tablette oder ein Stück Apfel – kann die Speiseröhre verlegen: Das ist lästig, aber nicht bedrohlich. Ausnahme: Der feststeckende Gegenstand ist so groß, dass er auf die Luftröhre drückt, die im Brustraum vor der Speiseröhre verläuft, und so Atemnot verursacht. Wenn der Fremdkörper nicht sofort weiterrutscht, muss das Kind zum Arzt.

Im Gegensatz zu den Fremdkörpern in den Atemwegen hilft hier Zwischen-die-Schulterblätter-Klopfen nicht, denn dieser Gegenstand muss weiter nach unten in den Magen befördert werden. Das gelingt am leichtesten, indem das Kind in kleinen Schlucken ein Glas Wasser oder Tee trinkt. Hat sich ein Gegenstand hartnäckig in der Speiseröhre festgesetzt, beispielsweise eine Gräte, muss das Kind zum Arzt oder ins Krankenhaus, damit der Fremdkörper mit speziellen Instrumenten entfernt werden kann. Auch wenn Schmerzen oder Beschwerden nach einiger Zeit nachlassen, muss der Fremdkörper herausgeholt werden, sonst kann eine hartnäckige Infektion entstehen.

Versuchen Sie nicht, selbstständig mit einer Pinzette o. Ä. im Rachen nach dem Gegenstand zu suchen, es sei denn, Sie sehen ihn wirklich. Alles andere kann zu Verletzungen führen.

Und wenn Ihr Kind eine Büroklammer, einen Nagel oder einen ähnlich spitzen Gegenstand verschluckt hat? Gehen Sie mit ihm ins Krankenhaus, dort wird es geröntgt und so der Fremdkörper lokalisiert. Im Normalfall werden die Ärzte aber das Kind lediglich beobachten, bis der Gegenstand auf natürlichem Weg den Verdauungstrakt wieder verlässt. Normalerweise ist die Schleimhaut im Magen-Darm-Trakt von Schleim über-

TIPP

Sauer macht lustig

Bei feststeckenden Gräten kann ein altes Hausmittel helfen: Geben Sie Ihrem Kind einen Zitronenschnitz zum Lutschen – die Säure des Zitronensafts kann die Gräte aufweichen, sodass sie in der Folge in den Magen weiterrutscht. Ein Versuch damit schadet nicht.

zogen (daher ihr Name) und elastisch, sodass sie vor Verletzungen gut geschützt ist.

Geben Sie dem Kind aber kein Abführmittel: Dadurch wird die Motorik im Darmtrakt angeregt und beschleunigt – und dann kann es tatsächlich zu Verletzungen kommen.

Immer zum Arzt bzw. gleich ins Krankenhaus müssen Sie, wenn Ihr Kind eine Knopfzellenbatterie verschluckt hat, wie sie auch in Kinderspielzeug gern verwendet wird. Zwar sind die Mengen der enthaltenen Metalle (Zink, Silber oder Mangan) normalerweise so gering, dass sie dem Kind nicht schaden. Wenn sich eine Batterie allerdings an einer Engstelle festsetzt, kann es durch die

austretende Säure zu Verätzungen kommen.

Im Ohr oder in der Nase

Perlen oder kleine Murmeln sind bei Kleinkindern ganz beliebte Gegenstände zum In-die Nase-Stecken – oder auch ins Ohr. Sie können dort Schmerzen hervorrufen und im Ohr zu Schwerhörigkeit

INFO

Unerklärlicher Schnupfen?

Kleinkinder sind häufig erkältet, und eine laufende Nase ist eigentlich nichts Besonderes. Falls aber Ihr Kind ein einseitiges, hartnäckiges Nasenlaufen zeigt, kann das ein Hinweis auf einen festsitzenden Fremdkörper sein. Den hat sich das Kind von Ihnen unbemerkt in die Nase gesteckt und ihn, wenn das keine Schmerzen verursacht hat, dort vergessen.
Der Fremdkörper reizt aber auf Dauer die Nasenschleimhaut – es bildet sich vermehrt Nasensekret, und das Ganze sieht wie ein einseitiger Schnupfen aus. Ist es aber nicht – gehen Sie mit dem Kind zum Arzt, er kann mit einem Nasenspiegel den Naseninnenraum inspizieren und einen eventuellen Fremdkörper entfernen.

oder Schäden am Trommelfell führen. Schauen Sie nach, worum es sich handelt, versuchen Sie aber nicht, den Gegenstand mit einer Pinzette o. Ä. zu entfernen, sondern gehen Sie mit dem Kind zum Kinder- oder HNO-Arzt. Wenn Sie sich selbst daran versuchen, besteht die Gefahr, dass Sie den Gegenstand weiter in den Gehörgang hineinschieben und das Trommelfell verletzen bzw. eine Verletzung verschlimmern. Ein HNO-Arzt hat geeignete Instrumente, um den Fremdkörper unter guter Sicht herauszuholen.

Bei einem Fremdkörper in der Nase fordern Sie das Kind auf, sich kräftig die Nase zu putzen. Halten Sie ihm dabei das andere Nasenloch zu – das kann den Gegenstand an die Luft befördern. Sollte das nicht funktionieren, gilt auch hier: Nicht selbst mit der Pinzette in der Nase herumsuchen. Die Nasenschleimhaut ist gut durchblutet und leicht verletzlich – wenn Sie und das Kind Pech haben, erzeugen Sie zusätzlich noch Nasenbluten. Und das macht die Arbeit für den Arzt dann nicht leichter – gehen Sie also gleich hin.

Im Auge

Kleinere Fremdkörper wie Sand, kleine Insekten etc. geraten beim Spielen im Freien leicht einmal ins Auge und führen dort zu einer unangenehmen Reizung. Häufig funktioniert hier schon der Selbstreinigungsmechanismus der Augen: Es wird vermehrt Tränenflüs-

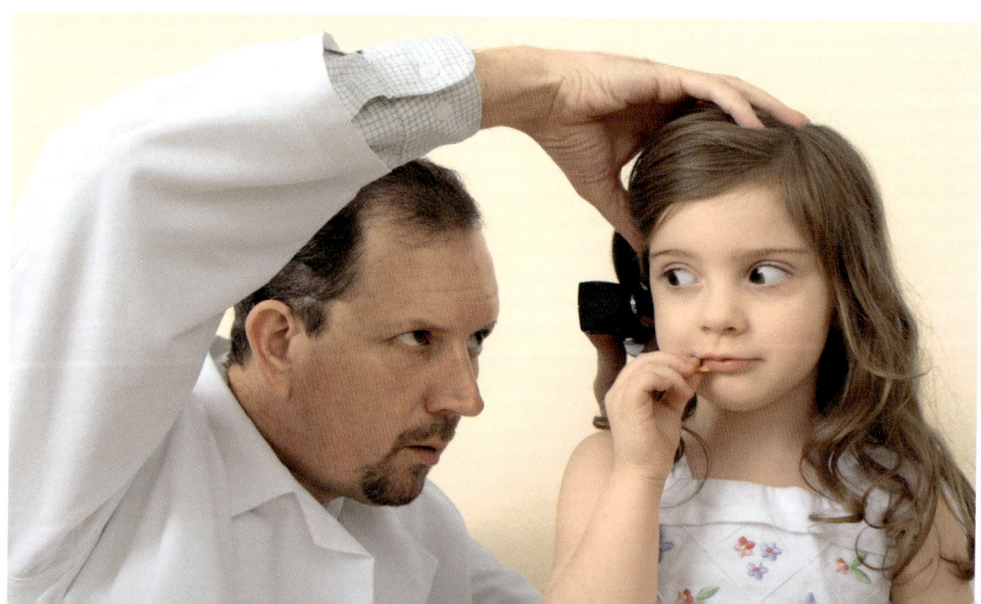

sigkeit gebildet, die den Fremdkörper ausschwemmen kann. Wenn das allein nicht reicht, können Sie versuchen, ihn mit einem angefeuchteten Stofftaschentuch im Bereich der Lederhaut, dem weißen Teil des Augapfels, von außen nach innen in den Augenwinkel zu wischen, dort wird er dann von der Tränenflüssigkeit herausgespült. Nehmen Sie keine Papiertaschentücher, Kosmetiktücher o. Ä. – die können fusseln und die Fremdkörperreizung im Auge so noch verstärken.

Bei Sandkörnchen kann eine Spülung des Auges mit reichlich Wasser zum Erfolg führen. Sie unterstützen damit quasi die natürliche Reinigung des Auges durch Tränenflüssigkeit. Beugen Sie dazu den Kopf des Kindes nach hinten und zur betroffenen Seite hin: Ist der Fremdkörper also im rechten Auge, wird der Kopf nach rechts geneigt. Gießen Sie dann Wasser aus einer Flasche oder einem Krug in den inneren Augenwinkel, sodass die Flüssigkeit nach außen abläuft und so das ganze Auge spült.
Wenn das nicht funktioniert, sollten Sie allerdings nicht im Auge herumreiben; fordern Sie auch das Kind auf, das nicht zu tun, da sonst Schäden an der Hornhaut entstehen können.

Fremdkörper unter dem Unterlid finden Sie, wenn Sie das Lid nach unten ziehen, während das Kind nach oben schaut – sehen Sie dann den Fremdkörper, können Sie ihn nun wieder mit einem Taschentuch in den inneren Augenwinkel befördern. Befindet er sich unter dem Oberlid, ziehen Sie dieses an den Wimpern nach oben, fordern Sie das Kind auf, die Augen zu schließen, und ziehen Sie dann das Ober- über das Unterlid. Wenn Sie danach das Oberlid loslassen, können die Wimpern des Unterlids den Fremdkörper hinausbefördern.

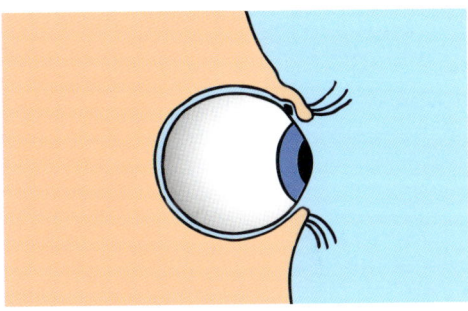

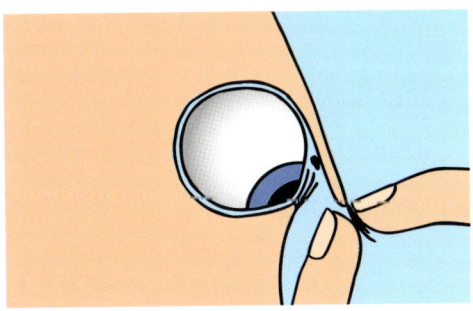

Hausapotheke für Kinder

Eine Hausapotheke für Notfälle empfiehlt sich. Bewahren Sie sie in einem verschließbaren Behälter gut zugänglich und sichtbar auf. Optimalerweise besorgen Sie sich auch eine Erste-Hilfe-Tasche, in die Sie das notwendige Material für unterwegs umpacken können. Kinder sind keine kleinen Erwachsenen – sie brauchen deshalb eine auf ihre Bedürfnisse abgestimmte Hausapotheke. Viele Apotheken bieten auch spezielle Notfallkoffer für Kinder an oder helfen bei der Zusammenstellung. Die Medikamente müssen ausdrücklich für Kinder bestimmt sein – nehmen Sie nicht etwas für Erwachsene und teilen es. Kleinkinder sollten keinen Zugang dazu haben, im Schulalter ist das etwas anderes.

Und das gehört hinein:
Verbandsmaterial:
- sterile Kompressen und Mullbinden (oder Verbandpäckchen), Heftpflaster zum Fixieren, Pflaster in verschiedenen Größen für offene Wunden
- spezielles Verbandtuch für Verbrennungen, Dreiecktuch

Sonstige Hilfsmittel:
- Fieberthermometer
- Pinzette zur Splitterentfernung, Verbandschere
- Desinfektionsmittel (zum sinnvollen Einsatz s. S. 41 f.)
- Rettungsdecke, Einmalhandschuhe
- für unterwegs sind Zeckenzange, Lupe, Taschenlampe und Kältekompressen gut

Medikamente:
- Paracetamol gegen hohes Fieber, Ibuprofen gegen Schmerzen, Aktivkohle und Entschäumer
- Ringelblumen- oder Arnikasalbe
- Zäpfchen gegen Erbrechen (Sprechen Sie das Medikament mit Ihrem Kinderarzt ab.)
- abschwellende Nasentropfen
- ggf. weitere Medikamente nach Absprache mit dem Kinderarzt

Handelt es sich bei dem Fremdkörper allerdings um einen spitzen Gegenstand, Glassplitter o. Ä., müssen Sie mit dem Kind zum Augenarzt oder in ein Krankenhaus, in dem ein Augenarzt verfügbar ist. Rufen Sie in diesem Fall am besten vorher an und fragen Sie nach – viele Kliniken mit Augenabteilung verfügen nur über Belegbetten, ohne einen Fachaugenarzt vor Ort. Ebenso müssen Sie zum Arzt, wenn auch nach scheinbarer Entfernung des Fremdkörpers das Auge anhaltend gerötet ist, es zu Schwellungen in der Umgebung des Auges kommt oder eine Vereiterung auftritt.

In der Haut

Kleine Splitter in der Haut lassen sich mit einer speziellen Splitterpinzette (erhältlich in der Apotheke) meistens gut fassen und entfernen. Ziehen Sie dabei immer in die Richtung, in die der Splitter eingedrungen ist. Wenn das nicht funktioniert, können Sie die Haut in warmer Seifenlösung etwas aufweichen und es dann erneut versuchen. Ist der Splitter draußen, lassen Sie es ruhig noch etwas bluten – damit wird in die Wunde eingedrungener Schmutz am besten entfernt.

Stochern Sie nicht mit ungeeigneten Gegenständen wie Nadeln, spitzen Scheren etc. in der Wunde herum. Steckt der Splitter zu tief, bricht er ab. Dann oder nach dem erfolglosen Versuch, ihn zu entfernen, sollten Sie mit dem Kind zum Arzt gehen. Die alte Maxime „der eitert von alleine raus" ist tatsächlich alt – und überholt: Es können ausgedehnte Entzündungen bis hin zur Blutvergiftung resultieren.

Vergewissern Sie sich außerdem, dass der Tetanusschutz Ihres Kindes ausrei-

TIPP

Beide Augen verbinden

Wenn Sie den Fremdkörper nicht entfernen konnten und mit dem Kind zum Arzt fahren: Verbinden Sie ihm vorher die Augen, und zwar beide, damit der Augapfel des betroffenen Auges ruhig gestellt wird. Wenn Sie nur ein Auge verbinden, bewegt sich dieser Augapfel trotzdem mit, wenn das Kind herumschaut und sich das gesunde Auge dabei bewegt.

Als Verband reichen dabei über das Auge gelegte Kompressen, die mit Pflasterstreifen auf der Haut fixiert werden. Wahlweise können Sie auch eine Mullbinde über beide Augen und um den Kopf wickeln.

chend ist – rufen Sie ggf. Ihren Kinderarzt an und fragen Sie nach.

Verletzungen durch Tiere

Haustiere wie Katzen und Hunde (nicht jeder Hund ist so freundlich wie der auf dem Bild gezeigte) sind häufig die Ursachen von Bisswunden bei Kleinkindern, aber auch Insekten sowie Spinnentiere können zu Problemen führen.

Bisswunden – Hunde und Katzen

Bisswunden sind über die „normalen" Probleme bei offenen Wunden hinaus gefährlich, da die Mundhöhle von Hunden – die die häufigsten Verursacher tiefer Bisswunden bei Kindern sind – mit zahlreichen Keimen besiedelt ist. Ohne korrekte Behandlung ist eine Infektion der Wunde daher mehr als wahrscheinlich. Geht die Wunde tiefer, können auch – je nach betroffener Körperregion – Sehnen, Nerven und Blutgefäße verletzt sein.

Lassen Sie eine offene Bisswunde zunächst ruhig etwas bluten, das spült schon einmal eine Menge Keime aus. Reinigen Sie sie danach mit einer lau-

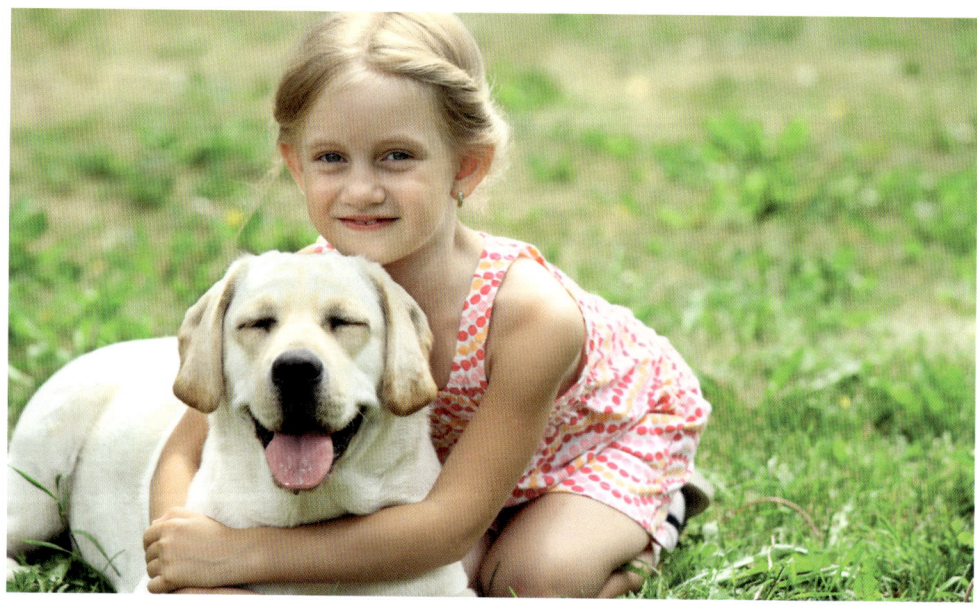

warmen Seifenwasserlösung und spülen Sie sie dabei mindestens fünf Minuten unter fließendem Wasser aus. Desinfizieren Sie die Wunde danach und lassen Sie das Desinfektionsmittel fünf Minuten einwirken – Bisswunden sind ein Fall, bei dem eine Desinfektion tatsächlich sinnvoll ist. Trocknen Sie die Wunde danach ab und bedecken Sie sie mit einer sterilen Kompresse oder einem Pflaster. Anschließend gehen Sie mit dem Kind innerhalb von acht Stunden nach dem Biss – also am besten gleich – zum Arzt, auch bei kleineren und oberflächlichen offenen Wunden.

Eine Infektion mit Tetanus und/oder Tollwut muss ausgeschlossen bzw. verhindert werden. Wenn möglich, nehmen Sie nicht nur den Impfpass des Kindes mit, sondern auch den des beteiligten Hundes.

Besteht der Verdacht, dass das Tier mit Tollwut infiziert war, oder wenn man nichts über den Impfstatus des Tieres weiß, ist innerhalb von höchstens drei Tagen eine präventive Tollwutimpfung des Kindes notwendig, besser noch früher. Ist eine Tollwuterkrankung einmal ausgebrochen, gibt es keine ursächliche Behandlung, sie endet so gut wie immer tödlich. Hinweise auf eine Tollwutinfek-

tion bei einem Tier sind ein sehr aggressives Verhalten, aber auch besonders zahme Tiere können betroffen sein: Sie sind durch ihre Erkrankung schon so weit in ihrer Bewegungsfähigkeit beeinträchtigt, dass sie nicht mehr weglaufen können. Achten Sie auf diese Anzeichen und informieren Sie den behandelnden Arzt darüber. In Deutschland ist die Tollwut mittlerweile selten geworden, und

INFO

Kind beißt Kind

Auch wenn Hunde sicher die häufigsten Verursacher von Bisswunden sind, beißen gerade kleinere Kinder bei Auseinandersetzungen mit den Spielkameraden im Eifer des Gefechts auch einmal zu. Auch Menschenbisswunden sind grundsätzlich stark infektionsgefährdet, da in der menschlichen Mundhöhle eine ganze Reihe von Bakterien zu Hause ist. Viren dagegen – wie Hepatitis und HIV – sind bei Menschenbissen normalerweise kein Problem. Offene Wunden sollten innerhalb von acht Stunden von einem Arzt angesehen werden, kleine Quetschungen können Sie selbst versorgen (s. Abschnitt „Verletzungen und Wunden", S. 36 ff.).

heute sind weniger Füchse, Hunde oder verwilderte Katzen Überträger, sondern infizierte Fledermäuse. In anderen Ländern, v. a. außerhalb von Europa und Nordamerika, ist die Tollwut dagegen bei verwilderten Straßenhunden und -katzen weiterhin häufig.

Übrigens sind auch die Bisse von Katzen nicht harmlos, auch wenn sie äußerlich deutlich weniger bedrohlich erscheinen. Die Katzenzähne sind feiner, und die Wunde geht tief, ohne dass man es ihr ansieht. Sie kann sich oberflächlich schließen, während in der Tiefe unsichtbar eine Infektion entsteht. Gehen Sie also auch bei Katzenbissen mit dem Kind zum Arzt.

Wespen und Bienen

Wespen- und Bienenstiche sind in der warmen Jahreszeit keine Seltenheit. Sie sind i. Allg. zwar schmerzhaft und erschreckend für das Kind, aber nicht gefährlich.
Ausnahmefall: Ihr Kind leidet an einer Wespen- oder Bienengiftallergie.

Wenn die Allergie bekannt ist, sollte ein Notfallset vorhanden sein (s. Abschnitt „Allergischer Schock", S. 28) – setzen Sie es ein. Anzeichen einer allergischen Reaktion sind:

○ deutlich stärkere Schwellung als bei Bienen- oder Wespenstichen üblich
○ Entstehung von Hautquaddeln (juckende, blasse Erhebungen mit einem roten Hof)
○ Allgemeinsymptome wie Blässe, schneller Puls, Atemnot, Bewusstseinsverlust

In diesem Fall alarmieren Sie sofort den Rettungsdienst, gehen Sie bis zu seinem

TIPP

Wespenstich im Mund
Stiche im Mund- und Rachenraum können auftreten, wenn Ihr Kind etwas Süßes isst oder trinkt, in dem sich eine Wespe oder Biene befindet. Je nachdem, wo der Stich genau lokalisiert ist, kann es zu Atembeschwerden kommen, wenn der obere Eingang der Atemwege zuschwillt. In diesem Fall oder auch, wenn Sie sich unsicher sind: Rufen Sie sofort den Rettungsdienst.
Wenn das Atmen keine Probleme bereitet, geben Sie dem Kind Eiswürfel zum Lutschen oder kaltes Wasser zum Trinken – das mindert die Schwellung, und durch die Kühlung lässt der Schmerz nach.

Eintreffen vor, wie im Abschnitt „Lebensrettende Maßnahmen" (s. S. 10 ff.) beschrieben.

Ansonsten ziehen Sie nach einem Stich mit einer Pinzette den Stachel heraus, wenn er sich noch in der Wunde befindet. Achten Sie darauf, dass Sie dabei die Giftblase am Ende des Stachels nicht verletzen, sonst drücken Sie zusätzlich Gift in die Wunde. Wenn Sie sich das Herausziehen nicht zutrauen, überlassen Sie die Entfernung dem Arzt. Kühlen Sie anschließend die betroffene Hautstelle mit einer kalten Kompresse oder einem eingewickelten Eiswürfel.

Zecken

Ein Zeckenstich (zoologisch betrachtet ist das kein Biss, da Zecken keine Beißwerkzeuge haben) kommt von Frühling bis Herbst nach Spaziergängen im Wald, aber auch im hohen Gras, häufig vor. Problematisch dabei ist nicht der Stich an sich, sondern die von der Zecke möglicherweise übertragenen Krankheitserreger, v. a. Borrelien als Erreger der Lyme-Borreliose und Viren als Erreger der Frühsommer-Meningoenzephalitis (FSME). Gegen die FSME steht seit mehreren Jahren ein Impfstoff zur Verfügung – ob eine Impfung für Ihr Kind sinnvoll ist, sollten Sie mit Ihrem Kinderarzt besprechen. Die Ständige Impfkommission des Robert-Koch-Instituts empfiehlt sie nur für besonders gefährdete Personen. Das sind Menschen, die sich in FSME-Risikogebieten aufhalten (aktuell zu finden auf der Website des Robert-Koch-Instituts, www.rki.de) und durch ihren Beruf oder ihre Freizeitaktivitäten besonders oft mit Zecken in Berührung kommen können.

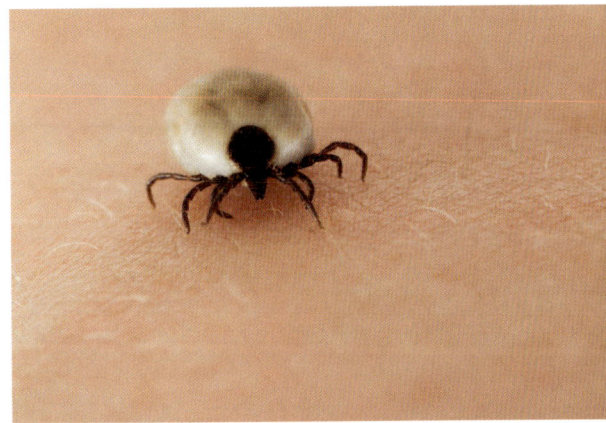

Erstmaßnahmen

Die sinnvollste Erstmaßnahme, wenn Sie eine Zecke an Ihrem Kind entdecken, ist das sofortige Entfernen – das Risiko einer Krankheitsübertragung steigt mit der Dauer, die die Zecke in der Haut verbleibt. Über das beste Vorgehen dabei herrschen die unterschiedlichsten Meinungen.

Die Bundeszentrale für gesundheitliche Aufklärung empfiehlt folgende Schritte:

❍ Nehmen Sie zum Entfernen nicht irgendwelche improvisierten Instrumente, sondern eine spezielle Zeckenpinzette, die Sie z. B. in Apotheken erhalten.
❍ Fassen Sie mit der Pinzette die Zecke fest im Kopfbereich und möglichst nahe an der Haut.
❍ Danach ziehen Sie die Zecke gleichmäßig gerade nach oben vorsichtig aus der Haut – manchmal kann das eine gewisse Kraft erfordern, da sich die Zecke mit den Widerhaken ihres Saugrüssels im Gewebe festhält. Mitunter lässt die Zecke auch von allein los, wenn Sie sie nur anheben und unter leichtem Zug festhalten. Drehen Sie sie nicht heraus – dabei kann der Kopf abgetrennt werden und in der Haut verbleiben.
❍ Beim Herausziehen sollten Sie darauf achten, dass Sie die Zecke nicht zerquetschen oder zerdrücken – damit werden eventuelle Erreger ins Blut befördert.
❍ Hausmittel wie Salatöl, Nagellack, Flüssigklebstoff etc. sind ungeeignet zum Zeckenentfernen – auch damit erhöhen Sie das Risiko einer Übertragung von Krankheitserregern.

❍ Nach dem Herausziehen der Zecke können Sie die Wunde desinfizieren – wenn Sie das tun, lassen Sie das Desinfektionsmittel ca. fünf Minuten einwirken. Warmes Wasser und Seife sind aber genauso gut geeignet. Anschließend können Sie ein Pflaster aufkleben.
❍ Wenn Sie sich nicht sicher sind, ob Sie die ganze Zecke erwischt haben: Zeigen Sie die Einstichstelle Ihrem Kinderarzt.

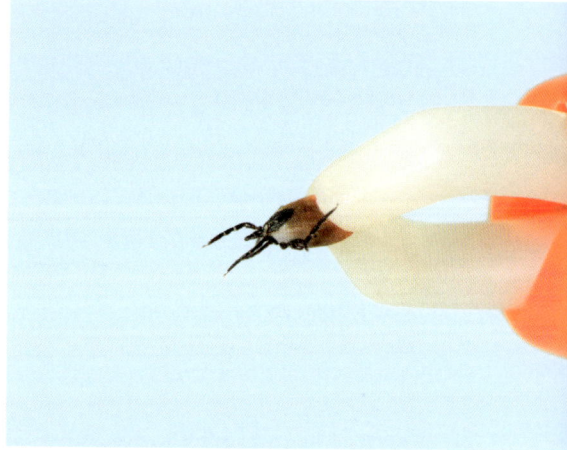

Und nach dem Stich?

Folgende Symptome können (müssen nicht) nach einem Zeckenstich auf eine Infektion mit FSME hindeuten: allgemeine Krankheitszeichen wie Fieber, Müdigkeit, Abgeschlagenheit, Kopf-

INFO

Zecken-Schnelltest – wie sicher ist er?

Auf dem Markt werden Zecken-Schnelltests angeboten, mit deren Hilfe es möglich sein soll, einen möglichen Befall der Zecken mit Borrelien nachzuweisen (über das FSME-Virus gibt dieser Test keine Auskunft). Experten sind da skeptisch: Zum einen kann der Test – gerade wenn nur wenige Borrelien in der Zecke vorhanden sind – fälschlicherweise negativ ausfallen, sprich: Er findet keine Borrelien, obwohl die Zecke befallen ist. Außerdem ist selbst ein positiver Test – also der Nachweis von Borrelien – nicht aussagekräftig für eine Infektion des Gestochenen: Die Borrelien befinden sich im Darm der Zecken und werden normalerweise erst nach ca. 24 Stunden freigesetzt. Fast immer ist die Zecke schon zuvor entfernt worden. Achten Sie also bei Ihrem Kind lieber auf die charakteristische Wanderröte, die bei 90 Prozent der Infizierten auftritt, und gehen Sie dann gleich zum Kinderarzt.

und Muskelschmerzen. Charakteristischerweise kommt es dann zu einer symptomfreien Periode von bis zu acht Tagen und im Anschluss erneut zu hohem Fieber bis 40 °C und Anzeichen einer Hirnhautreizung mit Kopfschmerzen und steifem Nacken.

Ein Hinweis auf eine Borreliose ist die klassische „Wanderröte" (*Erythema migrans*), eine Hautrötung um ein blasser erscheinendes Zentrum, die sich ringförmig auf der Haut ausbreitet und ihre Lage verändern kann. Sie kann sich an der Stelle des Zeckenstichs befinden, aber auch in anderen Körperregionen.

Andere Tiere

Die bisher erwähnten Tiere sind in unseren Breiten die häufigsten, die Anlass für Erste-Hilfe-Maßnahmen geben. Das kann sich im Urlaub schon am Mittelmeer, v. a. aber in den Tropen und Subtropen ändern.

Quallen

Quallen und andere Nesseltiere (z. B. Seeanemonen) setzen beim Kontakt ein Gift frei, das im Bereich der befallenen Hautstelle zu Rötung, Schwellung und Schmerzen mit starkem Juckreiz führt. Gerade bei kleineren Kindern können auch Allgemeinsymptome wie Übelkeit, Erbrechen und Kreislaufstörungen auftreten.

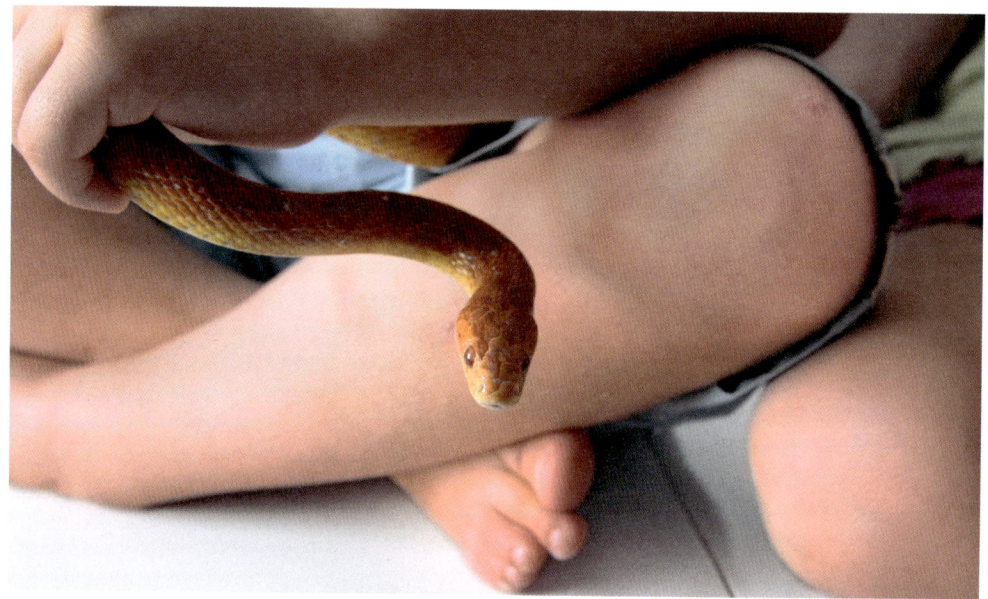

Gießen Sie über die betroffene Haut- stelle am besten Meerwasser – der häufig empfohlene Essig ist zwar auch wirksam, aber am Strand häufig gerade nicht greifbar. Danach schütten Sie tro- ckenen Sand über die Stelle und strei- chen ihn vorsichtig mit der Kante einer Plastikkundenkarte, -geldkarte o. Ä. ab, um eventuelle Reste von Tentakeln zu entfernen. Kühlen Sie dann die Haut mit Eis oder kalten Kompressen. Halten Sie das Kind vom Kratzen ab – dadurch ver- teilt sich das Gift im Gewebe. Bei schwe- ren Allgemeinsymptomen sollten Sie mit dem Kind einen Arzt aufsuchen.

Nehmen Sie kein Süßwasser – z. B. Mi- neralwasser – und keinen Alkohol oder alkoholhaltige Flüssigkeiten zum Abspü- len, dadurch können sich restliche Nes- selkapseln entladen und weiteres Gift in die Haut abgeben.

Seeigel
Wenn das Kind am Strand spielt, kann es auf Seeigel treten. Dabei können See- igelstacheln die Haut durchbohren und schmerzhafte Schwellungen sowie ggf. Entzündungen auslösen.
Gehen Sie dabei so vor: Entfernen Sie die Stacheln vorsichtig mit einer Pin-

zette – wenn diese tief sitzen, kann das normalerweise nur ein Arzt vollständig.

Von der oft empfohlenen „Heißwasser-methode" zur Ersten Hilfe raten Medizi-ner ausdrücklich ab; es kommt dadurch eher zu einer Gewebeschädigung durch Hitze als zu positiven Wirkungen.

Schlangen

Hinweise auf einen Schlangenbiss sind, wenn Sie ihn nicht selbst beobachtet haben, die zwei klassischen punktförmi-gen Rötungen. Schwellungen, Schmer-zen und Taubheitsgefühl treten im Bereich der Bissstelle auf, später kön-nen Allgemeinsymptome wie Übelkeit, Erbrechen und Beschwerden vonseiten des Nervensystems und/oder Kreislauf-systems dazukommen, z. B. Lähmungen, Schluckstörungen, zu schneller oder zu langsamer Herzschlag oder zu niedriger Blutdruck.

Das können Sie nach dem Alarmieren des Rettungsdienstes tun:

❍ Kind beruhigen
❍ Bissstelle ruhig stellen und ggf. küh-len
❍ kein Aussaugen, Abbinden, Ein-schneiden oder ähnliche „Pfadfinder-methoden"

Fieber

Die Körpertemperatur bei Kindern steigt schnell einmal an – schon intensives Spielen mit körperlicher Anstrengung

INFO

Wann zum Arzt bei Fieber?
Wenn Sie jedes Mal zum Arzt gehen müssten, wenn Ihr Kind Fieber hat, wären Sie vermutlich gut beschäftigt. Einige Symptome allerdings sind An-lass für einen Anruf oder Besuch beim Kinderarzt:
❍ Temperaturen über 39 °C
❍ Dauer des Fiebers mehr als drei Tage
❍ wenn das Kind anhaltend nichts essen und v. a. nichts trinken will
❍ bei zusätzlichen Bauchschmerzen, Übelkeit, Erbrechen und/oder Durchfall
❍ bei einem Fieberkrampf
❍ wenn das Kind trotz Fiebersen-kung weiter schlapp, lustlos, erschöpft – einfach „krank" – erscheint

kann zu einer erhöhten Temperatur führen. Dabei spricht man von „echtem" Fieber bei einer Körpertemperatur von mehr als 38 °C, zwischen 37 und 38 °C wird der etwas unsaubere Begriff „erhöhte Temperatur" verwendet. Dabei schwankt die Körpertemperatur auch in Abhängigkeit von der Tageszeit – sie liegt am Morgen um etwa 0,5 °C niedriger als am Abend.

Fieber ist an sich zunächst nicht bedenklich und auch keine eigenständige Krankheit, sondern eher ein Schutzmechanismus – ein Zeichen, dass der Körper sich mit einer Erkrankung auseinandersetzt. Bei diesen Erkrankungen handelt es sich meist um eine Infektion durch Bakterien oder Viren, und in diesem Zusammenhang führt die Temperaturerhöhung zu einer Aktivierung des Immunsystems gegen die Erreger.

Bei Temperaturen ab 40 °C allerdings wird es kritisch – ab diesen Werten werden zunehmend Stoffwechselvorgänge beeinträchtigt.

Fieber messen

Oft sehen Sie es Ihrem Kind schon äußerlich an, wenn es fiebert: Die Haut im Gesicht erscheint gerötet, am Körper eher blass, kleine Kinder quengeln oft und wollen nicht essen. Wenn Sie den Verdacht haben, dass Ihr Kind fiebert, messen Sie seine Körpertemperatur – aber wie?

Am genauesten können Sie die Temperatur rektal, also im After, messen. Hier entspricht die gemessene Temperatur am ehesten der, die tatsächlich im Inneren des Körpers herrscht. Die Messdauer beträgt dabei etwa ein bis zwei Minuten. Legen Sie das Kind dazu auf die Seite und lassen Sie es die Beine anziehen – so können Sie das Thermometer einfach einführen. Wenn das nicht funktioniert, lassen Sie das Kind sich auf den Rücken legen, heben seine Beine an den Fußknöcheln hoch und führen dann das Thermometer ein.

Die Messung in der Achselhöhle ist ungenauer und muss länger durchgeführt werden (ca. acht Minuten), was v. a. kranke Kinder nicht gern tolerieren. Außerdem müssen Sie zu einer in der Achsel gemessenen Temperatur etwa 0,5 °C addieren, um auf den entsprechenden rektalen Wert zu kommen.

Die Fiebermessung im Ohr ist im Prinzip ähnlich genau wie die im Rektum, dafür muss aber die Spitze des Thermometers exakt platziert werden, was oft nicht gelingt – daher raten viele Kinderärzte von dieser Methode eher ab. Sensoren, die die Temperatur an der Hautoberfläche bestimmen, sind derzeit noch nicht im allgemeinen Gebrauch.

Wadenwickel – aber richtig

Wadenwickel können Sie anwenden, wenn das Kind warme Füße und Unterschenkel hat – nicht, wenn sich diese kalt anfühlen. In diesem Fall sind die Blutgefäße in der Haut maximal zusammengezogen, sodass die Kälte nicht ins Körperinnere transportiert werden kann. Außerdem belasten sie das vermutlich frierende Kind noch zusätzlich.

Für Wadenwickel tränken Sie zwei Baumwollhandtücher o. Ä. mit handwarmem Wasser (kein Eiswasser), wickeln sie dem Kind um beide Unterschenkel und decken diese mit einem trockenen Wolltuch ab.

Kalte Abwaschungen funktionieren ähnlich: Dazu nehmen Sie das angefeuchtete Tuch und waschen das Kind von außen nach innen – also zur Körpermitte hin – damit ab: von den Füßen zu den Oberschenkeln, von den Händen zu den Schultern. Oberkörper und Bauch kommen zuletzt. Danach trocknen Sie das Kind nicht ab, sondern packen es noch feucht in den Schlafanzug und unter die Zudecke.

Wenn Sie festgestellt haben, dass Ihr Kind Fieber hat, sollten Sie die Körpertemperatur dreimal täglich kontrollieren und beobachten, wie sich das Fieber entwickelt: Steigt es, sinkt es, bleibt es unverändert? Schreiben Sie die Werte auf und notieren Sie die Tageszeit, zu der sie jeweils gemessen wurden. Nur zu etwa gleichen Tageszeiten sind Temperaturwerte vergleichbar.

Fieber senken

Unter einer Körpertemperatur von 39 °C ist es bei sonst gesunden Kindern nicht sinnvoll, das Fieber senken zu wollen: Damit würde die natürliche und sinnvolle Reaktion des Körpers beeinträchtigt, und evtl. steigt nach einem anfänglichen Abfall die Temperatur wieder an, da der Körper gegenreguliert. Und das belastet ihn zusätzlich.

Ab 39 °C können Sie zu fiebersenkenden Maßnahmen greifen, jedoch nicht, wenn das Kind unter Schüttelfrost leidet. Als Erstes kommen die alten Hausmittel zum Einsatz:

○ Wadenwickel bzw. kühle Abwaschungen
○ kühler Waschlappen auf die Stirn
○ Kind nicht unnötig dick anziehen, wenn ihm warm ist

○ Kind viel trinken lassen – wenn das Kind bei wieder sinkender Temperatur schwitzt, verliert es erhebliche Mengen an Flüssigkeit

Wenn diese Maßnahmen die Temperatur nicht ausreichend senken – sie muss nicht wesentlich unter 39 °C liegen –, können Sie ggf. nach Rücksprache mit dem Kinderarzt Medikamente zur Fiebersenkung einsetzen. Bei Kleinkindern kommt am ehesten Paracetamol oder Ibuprofen infrage, jeweils als Zäpfchen oder Saft. Sprechen Sie die Dosis mit dem Kinderarzt ab.

Wenn Ihr fieberndes Kind nichts essen möchte – lassen Sie es. Es verhungert nicht, wenn es zwei oder drei Tage nichts Festes zu sich nimmt. Eine ausreichende Flüssigkeitszufuhr dagegen ist wichtig – geeignet sind Wasser, verdünnter Saft, Fleisch- oder Gemüse-

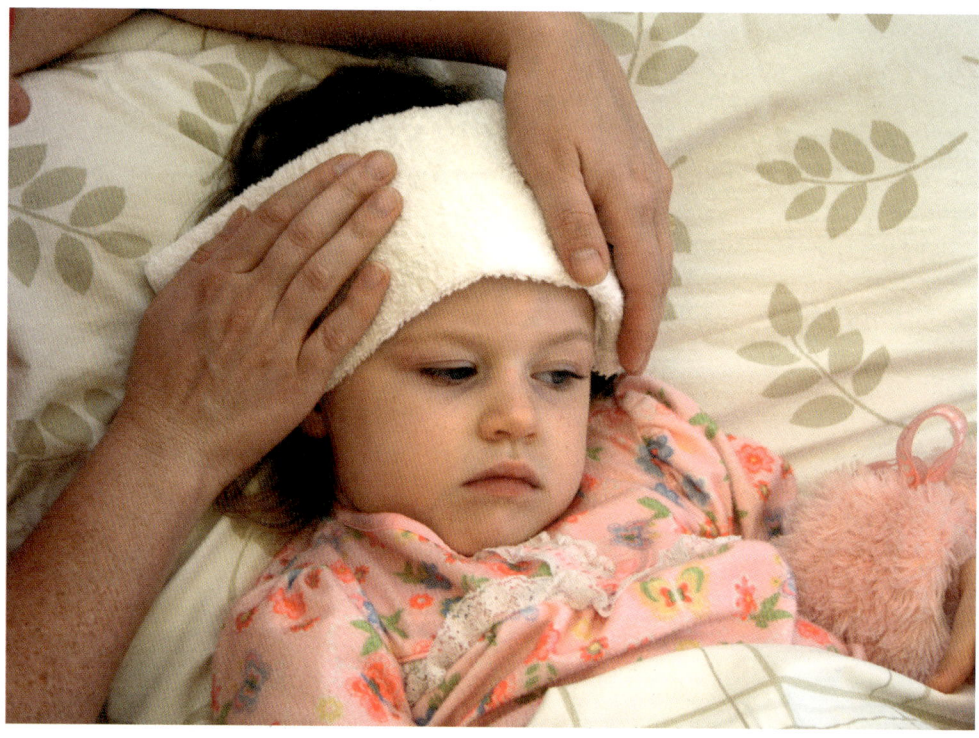

brühe und Kräutertee. Nicht geeignet sind unverdünnte Fruchtsäfte, zuckerhaltige Limonaden oder sog. Fruchtnektare und koffeinhaltige Getränke wie z. B. Cola.

Fieberkrampf

Fieberkrämpfe treten nur auf, wenn die Körpertemperatur ansteigt und i. Allg. eher bei jüngeren Kindern. Ab dem sechsten Lebensjahr sind sie die Ausnahme. Je schneller die Temperatur steigt, desto eher tritt ein Fieberkrampf auf – nicht die aktuelle Höhe der Temperatur ist ausschlaggebend, sondern die Geschwindigkeit des Temperaturanstiegs. Dabei gibt es aber keine Symptome oder Parameter, die sicher einen Fieberkrampf vorhersagen könnten – und auch nicht solche, die ihn ausschließen würden.

Wenn ein Fieberkrampf einsetzt, verkrampft sich der Körper, es treten rhythmische Zuckungen der Muskeln in Armen, Beinen und Gesicht auf. Das Kind kann auch vollständig versteifen, die Augen verdrehen und Grimassen schneiden. Es ist nicht ansprechbar, manchmal wird es vollkommen bewusstlos, manchmal nässt es ein. Wenn das Kind im Krampf den Atem anhält und blau anläuft, kann das Bild wie ein

Atemstillstand wirken. Meistens hört der Krampf ohne besondere Maßnahmen von allein nach zwei bis drei Minuten wieder auf.

Wenn bei Ihrem Kind ein Fieberkrampf das erste Mal auftritt, sind Sie verständlicherweise beunruhigt. Die gute Nachricht ist: Ein Fieberkrampf ist, medizinisch betrachtet, meistens harmlos. Trotzdem sollten Sie beim ersten Auftreten den Rettungsdienst anrufen, Sie können ja nicht wissen, worum es sich handelt. Auch wenn der Anfall länger als zehn Minuten dauert, alarmieren Sie den Notruf.

Während des Krampfanfalls können Sie wenig tun: Sorgen Sie dafür, dass das Kind sich nicht an scharfen Kanten von Möbelstücken etc. verletzen kann. Wenn es bewusstlos wird, bringen Sie es in Seitenlage. Versuchen Sie nicht, das Kind mit Gewalt festzuhalten, versuchen Sie nicht, einen Keil o. Ä. in den Mund zu schieben, um einen Biss auf die Zunge zu verhindern: Sie schaffen es nicht, den Mund aufzubekommen – allenfalls verletzen Sie das Kind oder sich selbst. Beobachten Sie, wenn möglich, den Anfall genau und notieren Sie sich, wie lange er dauert: Der Notarzt oder erstbehandelnde Arzt in der Klinik wird Sie vermutlich danach fragen.

INFO

Epileptischer Anfall – sieht ähnlich aus, ist aber anders

Ein „echter" epileptischer Anfall kann ähnlich aussehen wie ein Fieberkrampf – auch deshalb sollten Sie beim ersten Auftreten eines Krampfanfalls den Notdienst rufen.

Bei einem epileptischen Anfall ist die geordnete Bildung und Weiterleitung der elektrischen Aktivität im Gehirn gestört – es kommt zu übermäßigen elektrischen Entladungen der Nervenzellen, daher hört man auch gelegentlich den Ausdruck „Gewitter im Kopf". Mit geistigen Beeinträchtigungen haben Krampfanfälle jedoch absolut nichts zu tun.

Bei einem Anfall gilt das Gleiche wie beim Fieberkrampf: Verletzungsmöglichkeiten minimieren, Kind nicht festhalten und nach dem Anfall in Seitenlage bringen, bis es wieder bei Bewusstsein ist. Wenn ein Anfallsleiden bei Ihrem Kind bekannt ist, haben Sie vermutlich ein Notfallmedikament – i. Allg. sind das Diazepam-Zäpfchen. Setzen Sie sie ein wie mit dem Kinderarzt besprochen, meist ist es nur bei längeren und generalisierten Anfällen (über drei Minuten) notwendig.

Aber auch falls der Anfall bereits vorüber ist, wenn der Rettungsdienst eintrifft, sollten Sie mit dem Kind zum Kinderarzt gehen – er muss ausschließen, dass eine ernsthafte Erkrankung Ursache des Anfalls ist, z. B. eine Hirnhautentzündung oder eine Erkrankung des Gehirns.

Wenn Sie wissen, dass Ihr Kind zu Fieberkrämpfen neigt, können Sie ihm in zukünftigen Fällen schon bei leichtem Fieber ab etwa 38,5 °C ein Fieberzäpfchen geben. Mit Sicherheit verhindern kann das den Anfall aber auch nicht. Die Neigung zu Fieberkrämpfen übrigens „wächst sich aus" – Kinder, die im Kleinkindalter Fieberkrämpfe hatten, leiden als Schulkinder nicht mehr darunter. Und das Auftreten von Fieberkrämpfen steht in keiner Weise mit dem Auftreten epileptischer Anfälle in Zusammenhang.

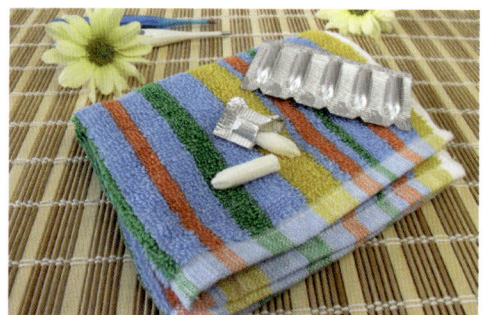

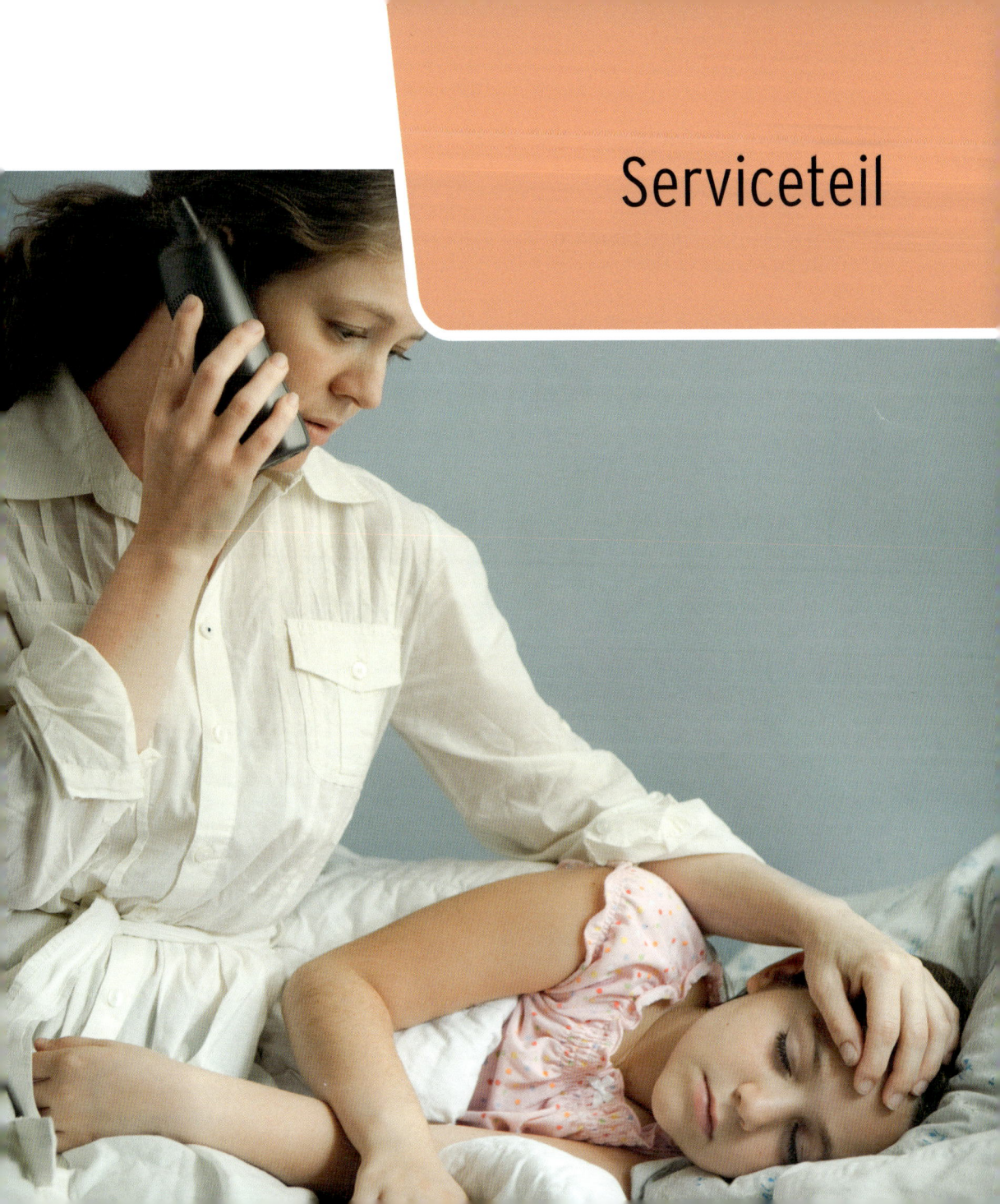

Serviceteil

Notfallnummern

Rettungsdienst EU-weit (sowie in der Schweiz und einer Reihe weiterer Länder):
112 (ohne Vorwahl aus dem Festnetz und allen Mobilfunknetzen)

Polizei:
110 (ohne Vorwahl aus dem Festnetz und allen Mobilfunknetzen)

Vergiftungszentralen in Deutschland

Unter den folgenden Telefonnummern erreichen Sie rund um die Uhr einen Ansprechpartner bei Vergiftungsnotfällen. Kontaktdaten für allgemeine Fragen zum Thema finden Sie auf den jeweiligen Websites oder im örtlichen Telefonbuch.

Berlin:
Beratungsstelle für Vergiftungserscheinungen
Institut für Toxikologie, Klinische Toxikologie und Giftnotruf Berlin
Oranienburger Str. 285
13437 Berlin
Tel.: 030/19240
Fax: 030/30686-812
E-Mail: mail@giftnotruf.de
Internet: www.bbgn.de

Bonn:
Informationszentrale gegen Vergiftungen – Zentrum für Kinderheilkunde der Rheinischen Friedrich-Wilhelms-Universität
Adenauerallee 119
53113 Bonn
Tel.: 0228/19240
Fax: 0228/28733314
E-Mail: gizbn@ukb.uni-bonn.de
Internet: www.gizbonn.de

Erfurt:
Gemeinsames Giftinformationszentrum der Länder (GGIZ) Mecklenburg-Vorpommern, Sachsen, Sachsen-Anhalt und Thüringen
Nordhäuser Str. 74
99089 Erfurt
Tel.: 0361/730730
Fax: 0361/7307317
E-Mail: ggiz@ggiz-erfurt.de
Internet: www.ggiz-erfurt.de

Freiburg:
Vergiftungs-Informations-Zentrale der Universitätskinderklinik Freiburg
Mathildenstr. 1
79106 Freiburg
Tel.: 0761/19240
Fax: 0761/27044570
E-Mail: giftinfo@uniklinik-freiburg.de
Internet: www.giftberatung.de

Göttingen:

Giftinformationszentrum-Nord der
Länder Bremen, Hamburg, Nieder-
sachsen und Schleswig-Holstein
Universitätsmedizin Göttingen
Robert-Koch-Str. 40
37075 Göttingen
Tel.: 0551/19240
Fax: 0551/3831881
E-Mail: Anfragen@giz-nord.de
Internet: www.giz-nord.de

Homburg:

Informations- und Behandlungszentrum
für Vergiftungen
Klinik für Kinder- und Jugendmedizin
Kirrberger Str. (Gebäude 9)
66421 Homburg/Saar
Tel.: 06841/19240
Fax: 06841/1621109
E-Mail: giftberatung@uks.eu
Internet: www.uks.eu/giftzentrale

Mainz:

Giftinformationszentrale Mainz,
Klinische Toxikologie
Langenbeckstr. 1
55131 Mainz
Tel.: 06131/19240
Fax: 06131/232468
E-Mail: mail@giftinfo.uni-mainz.de
Internet: www.giftinfo.uni-mainz.de

München:

Giftnotrufzentrale München
Toxikologische Abteilung der II. Med. Kli-
nik und Poliklinik rechts der Isar
Ismaninger Str. 22
81675 München
Tel.: 089/19240
Fax: 089/41402467
E-Mail: tox@lrz.tum.de
Internet: www.toxinfo.org

Nürnberg:

Giftinformationszentrale Nürnberg
Klinikum Nürnberg Nord
Prof.-Ernst-Nathan-Str. 1
90419 Nürnberg
Tel: 0911/3982451
Fax: 0911/3982192
E-Mail: giftnotruf@klinikum-nuernberg.
de

Österreich

VergiftungsInformationsZentrale
Gesundheit Österreich GmbH
Stubenring 6
1010 Wien
Tel.: +43 14064343
E-Mail: viz@meduniwien.org
Internet: www.giftinfo.org

Hilfreiche Informationen finden Sie auch hier:

Bundesministerium für Gesundheit
Radetzkystr. 2
1030 Wien
Tel.: +43 1711000
Fax: +43 17110014300
E-Mail: buergerservice@bmg.gv.at
Internet: www.bmg.gv.at

Schweiz

Vergiftungszentrale Zürich
Schweizerisches Toxikologisches
Informationszentrum
Klosbachstr. 107
8030 Zürich
Tel.:+41 012515151
Fax :+41 012528833
E-Mail: info@toxi.ch
Internet: www.toxi.ch

Nützliche Informationen finden Sie auch hier:

Schweizerische Gesellschaft für
Pädiatrie
rue d'Hôpital 15, Postfach 1380
1701 Fribourg
Tel.: +41 263503344
E-Mail: secretariat@swiss-paediatrics.org
Internet: www.swiss-paediatrics.org

Nützliche Links

www.kindernotfall.com
Hier finden Sie Informationen nicht nur zu Erster Hilfe bei Unfällen und Krankheiten, sondern auch Tipps zur Vorbeugung von Unfällen.

www.kindersicherheit.de
Auf der Internetseite der Bundesarbeitsgemeinschaft Mehr Sicherheit für Kinder e. V. erhalten Sie umfangreiches Hintergrundwissen zu Unfallrisiken und deren Prävention zu Hause und im Straßenverkehr.

www.kinderaerzte-im-netz.de
Die Kinderärzte im Netz bieten aktuelle Gesundheitsinformationen rund um Kinder (und Jugendliche) zu Impfungen, Vorsorgeuntersuchungen und vielem mehr. Außerdem gibt es unter dem Navigationspunkt „Erste Hilfe" auch Informationen über die wichtigsten Notfälle im Kindesalter und das richtige Vorgehen.

www.dgkj.de/eltern
Die Deutsche Gesellschaft für Kinder- und Jugendmedizin bietet auf ihrer Website eine Reihe von hilfreichen Elterninformationen zum sofortigen Herunterladen.

Register

Lebensrettende Maßnahmen mit Abbildungen sind gefettet.

Bildnachweis

Wir bedanken uns bei allen Bildlieferanten, die uns durch die Bereitstellung von Abbildungen freundlicherweise unterstützt haben.
fotolia.com: shootingankauf 9; Felix Abraham 10; Firma V 16; wellphoto 22; Ella 31; Thomas Perkins 32; Marina Lohrbach 37; Eva Blanda 39; somenski 40, 64; Marcel Mooij 51; elisabetta figus 53; die-exklusiven 54; mbt studio 55; Charly 57; arlekina89 58; Elena Schweitzer 59; Ramona Heim 68; Lisa Eastman 74; sasel77 81; Carola Schubbel 82; fotoundmakeup 84; Heike Rau 90; Getty Images: Dorling Kindersley/Gary Ombler 25; Photographer's Choice/Peter Dazeley 28; Blend Images/ERproductions Ltd 47; Photographer's Choice/Tim Hale 91; iStockphoto.com: aphrodite74 35; MrSegui 45; killerb10 88; mauritius images: 5, 23; shutterstock.com: Aliaksei Lasevich 60; Sergej Khakimullin 78
Illustrationen: Bettina Weisl